关于怀孕
你想知道的都在这儿

主　编

黎文敏　唐小媚　谭玉巧　李　英

副主编

劳翠兰　陈丽丽　司徒素珍

李佛莹　林梦园

江西科学技术出版社

江西·南昌

图书在版编目（CIP）数据

关于怀孕，你想知道的都在这儿 / 黎文敏等主编 .
南昌 : 江西科学技术出版社 , 2025. 6. -- ISBN 978-7
-5390-9279-9

Ⅰ. R715.3

中国国家版本馆 CIP 数据核字第 2024G6W435 号

关于怀孕，你想知道的都在这儿　　黎文敏　唐小媚　谭玉巧　李　英　主编

GUANYU HUAIYUN，NI XIANG ZHIDAODE DOU ZAI ZHEER

出版发行　江西科学技术出版社

社址　南昌市蓼洲街 2 号附 1 号
邮编：330009　电话：（0791）86623491　86639342（传真）

印刷　武汉市卓源印务有限公司

经销　全国新华书店

开本　710 mm × 1000 mm　1/16

字数　147 千字

印张　13.25

版次　2025 年 6 月第 1 版

印次　2025 年 6 月第 1 次印刷

书号　ISBN 978-7-5390-9279-9

定价　38.00 元

国际互联网（Internet）地址：http://www.jxkjcbs.com　　选题序号：KX2024058　　赣版权登字：-03-2025-119

责任编辑：毛晓庆　刘珉昊　盛江舒　　装帧设计：河南树青文化传播有限公司

目录

备孕篇

孕前检查，身体健康就不需要做吗？ / 003

如何提高“小蝌蚪”质量？ / 007

如何提高卵子质量？ / 012

如何准确推算排卵日？ / 017

安全期避孕真的可靠吗？ / 020

复发性流产后应该怎样备孕？ / 021

备孕时发现“卵巢囊肿”应该怎么办？ / 025

“三高”女性如何科学备孕？ / 029

备孕二孩时需要注意哪些问题？ / 033

受孕的最佳时间？ / 035

发现意外怀孕，这样做会有影响吗？ / 037

备孕很久没成功？试试“人工受孕”！ / 039

早期怀孕信号有哪些？ / 042

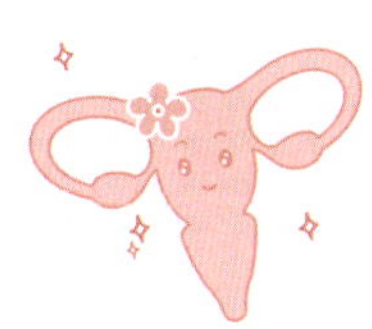

怀孕篇

如何安排孕期营养？ / 047
孕妇为什么要保持充足的水分摄入？ / 051
孕妇如何补钙？ / 053
怀孕期间能吃火锅吗？ / 056
怀孕能喝咖啡吗？ / 058
孕期多吃葡萄，能生出大眼宝宝吗？ / 060
怀孕后为什么更容易发生便秘？ / 063
孕期怎么吃才能“长胎不长肉”？ / 067
孕期需要补充孕妇奶粉吗？ / 069
孕妇如何科学控糖？ / 072
叶酸可以食补吗？ / 078
孕妇如何选合适的内衣？ / 080
怀孕后不能用护肤品吗？ / 084
孕妇为什么不宜佩戴首饰？ / 086
孕期可以养宠物吗？ / 087
怀孕为什么会有妊娠纹？如何预防？ / 092
孕期可以做哪些运动？ / 096
孕妇吃错药了，该怎么办？ / 100

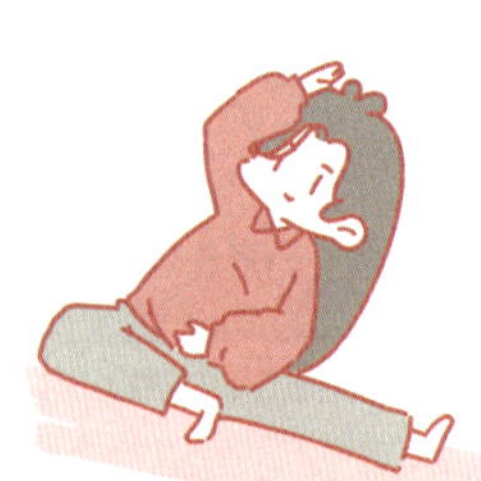

孕妇如何预防低血糖？ / 102
怀孕几周能看到孕囊？ / 106
异位妊娠怎么办？ / 108
怀孕后孕酮低怎么办？有什么解决方法？ / 111
为什么怀孕后特别容易贫血？ / 114
孕检为什么要检查血型？ / 117
孕期阴道分泌物增多怎么办？ / 120
生唐氏宝宝概率大吗？ / 123
甲胎蛋白筛查是什么？ / 125
糖耐量检查一定要做吗？ / 128
羊水量多少算正常？ / 130
孕晚期多走楼梯有助于顺产吗？ / 134
脐带绕颈危险吗？ / 139
胎膜早破怎么办？ / 141
胎位不正怎么办？ / 144
胎位不正能顺产吗？ / 148
入盆是什么感觉？ / 150
什么是“开10指”？ / 153
顺产时直切、侧切哪个更好？ / 156

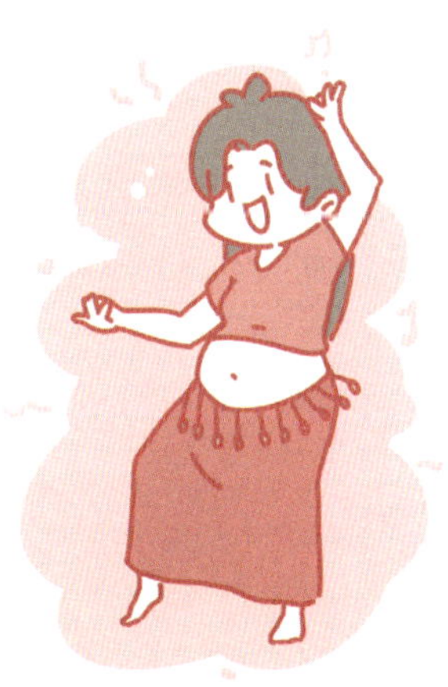

产后恢复篇

产后进食时间及月子餐的注意事项有哪些？ / 161
如何为宝宝提供母乳喂养？ / 164
怎样判断母乳是否充足？ / 168
什么是积乳？出现积乳该怎么做？ / 171
哪些妈妈不适合母乳喂养？ / 174
怎么给宝宝进行人工喂养？ / 176
哺乳期如何护理乳房？ / 181
哺乳期用药需要谨慎！ / 183
坐月子期间不可以洗澡吗？ / 185
产后便秘应该如何解决？ / 187
产后尿失禁有哪些应对策略？ / 189
产后发热如何应对？ / 191
为什么产后容易患上抑郁症？ / 193
如何帮助新手妈妈调节产后心情？ / 195
产后如何快速恢复到产前状态？ / 197
产后着装有哪些注意事项？ / 201
产后何时恢复性生活？ / 204

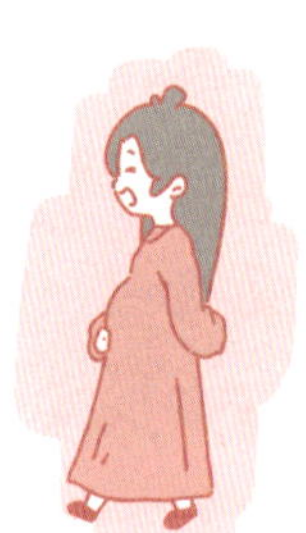

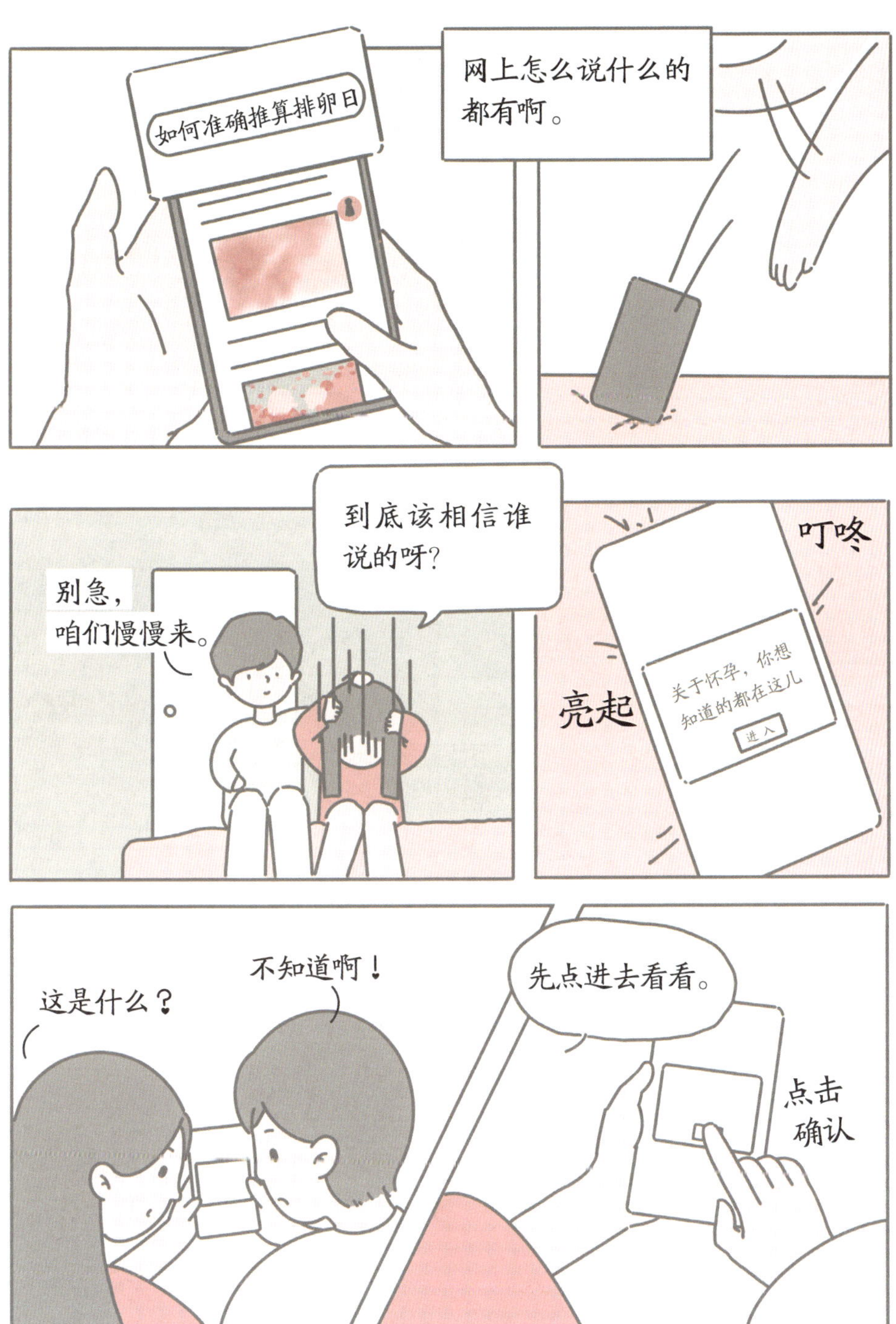
如何准确推算排卵日
网上怎么说什么的都有啊。
别急，咱们慢慢来。
到底该相信谁说的呀？
叮咚
亮起
关于怀孕，你想知道的都在这儿
进入
这是什么？
不知道啊！
先点进去看看。
点击确认

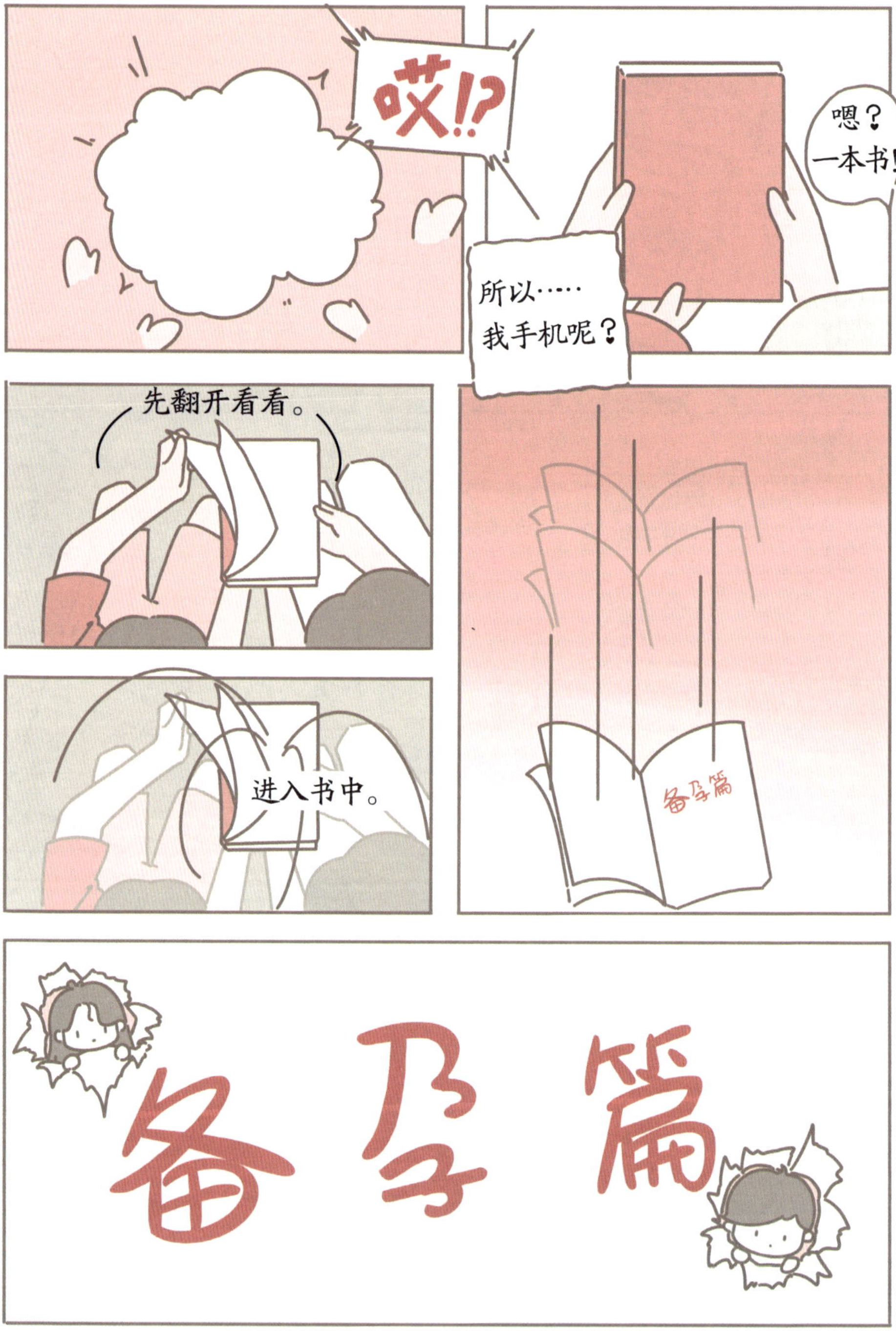

哎!?

嗯？
一本书！

所以……
我手机呢？

先翻开看看。

进入书中。

备孕篇

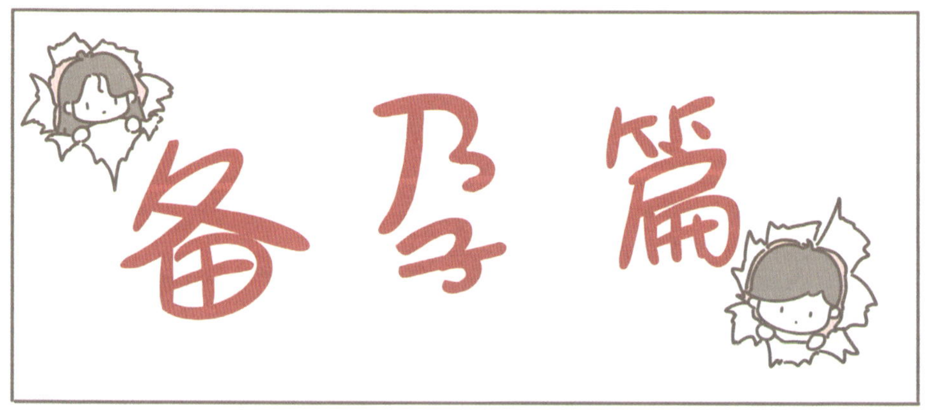

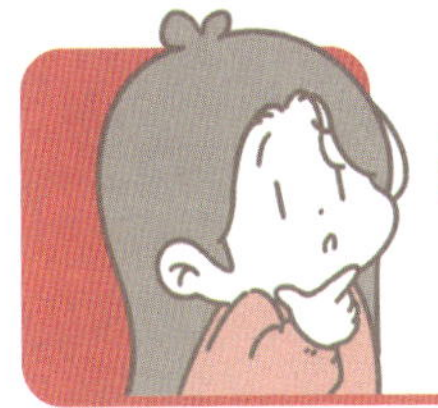

孕前检查，身体健康就不需要做吗？

即使男女双方身体健康，也均应进行孕前体检。

一部分先天畸形儿由健康的夫妻所生，并不是只有存在遗传病家族史或有先天畸形儿生育史的人才需要接受孕前检查。

在备孕过程中，进行孕前检查是一项至关重要的措施，它可以检查夫妻双方的身体状况、评估是否适合生育。由于胎儿的健康和夫妻双方的健康息息相关，因此夫妻双方都应该接受孕前检查，从而为备孕提供安全、有效的保障，减少胎儿畸形的风险。

孕前检查的常规项目

♡女性孕前检查的常规项目

包括肝肾功能检测、血常规检查、甲状腺功能检查、传染病检测、维生素 D 和叶酸酶活性检测、TOUCH 检测及微量元素检测。对于月经紊乱和高龄再次生育的女性，需要进行多项检查，如进行性激素检查，以评估内分泌状况和卵巢功能，同时进行尿常规检查、心电图检查，以及女性生殖系统检查，包括妇科检查、妇科 B 超、宫颈癌筛查和乳腺检查。

♡男性孕前检查的常规项目

除进行血常规、肝功能、肾功能、传染病的抽血化验、尿常规、心电图等常规检查外，还需对精液质量进行全面检查，包括精液的量、精液的液化时间、精子总数及精子发育状况等方面。

- 医师有话说

如果夫妻双方的家族中存在先天性智力低下、发育缺陷、耳聋或听力下降等问题，那么在必要时，还需要进行家系分析、染色体检查或遗传病基因检测。

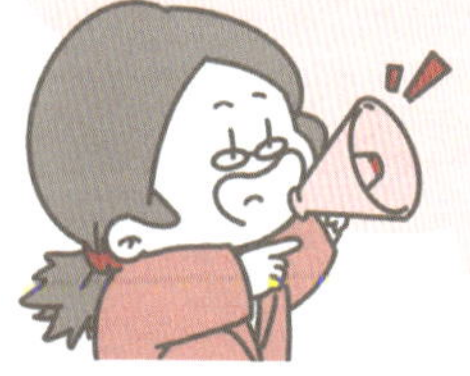

孕前检查的注意事项

为确保母婴健康，许多女性在计划怀孕前会进行一系列的身体检查。在进行孕前检查之前，女性应当保持饮食清淡，保证充足的睡眠，避免在检查前 1 天内发生性行为，同时避免吸烟、饮酒等不良行为。需要注意的是应空腹检查，且避免在月经期检查。

保持饮食清淡

在检查前几天，应遵循清淡饮食的原则，避免食用辛辣、油腻、高糖的食物，如烧烤食品、炸鸡、汉堡包、蛋糕等，以免增加身体的消化负担，从而影响化验指标的准确性。此外，可多吃新鲜的蔬菜和水果，以补充维生素和矿物质，为怀孕做好营养储备。

确保充足的睡眠

在进行孕前检查之前，女性应确保充足的睡眠，避免熬夜和过度劳累，以免对心电图、肝功能等检查结果造成异常影响。充足的睡眠有助于身体恢复和提高新陈代谢，从而提高孕前检查的准确性。

避免在检查前 1 天内发生性行为

女性的孕前检查包括阴道分泌物检查，若在检查前 1 天内发生性行为，可能会对阴道微环境造成破坏，从而导致检查结果出现异常情况。

✣ 忌吸烟和饮酒

女性的呼吸系统可能会受到烟草中尼古丁的影响，而酒精会对肝脏细胞造成损伤，从而导致孕前检查结果的准确性受到影响。

✣ 避免在月经期间

在进行孕前检查时，女性应当注意避开月经期，因为月经期身体各项指标的变化可能会对检查结果产生影响。因此，建议女性在月经停止后的 3 ~ 7 天进行检查，以保证检查结果的准确性。

✣ 空腹进行检查

进行血常规、肝肾功能及腹部 B 超检查时，必须保持空腹状态，以避免进食对检查结果造成不良影响。因此，女性应在进行上述检查的前 1 天晚餐后禁食，保证空腹 10 ~ 12 小时。

医师有话说

除上述注意事项外，还需要保持积极的、乐观的心态，避免出现情绪紧张的情况，避免暴露于放射性物质，避免使用药物等，这些因素都可能对检查结果的准确性产生影响。只有做好这些准备工作，才能确保孕前检查顺利进行，为未来孕育宝宝打下良好的基础。

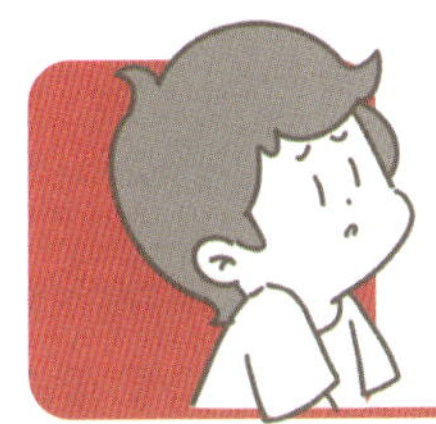

如何提高“小蝌蚪”质量？

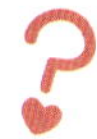

写在前面的碎碎念

对备育男性而言，提高精子质量的有效途径包括心理调适、饮食调整、养成健康的生活习惯、适度运动、规律性生活及积极治疗原发疾病等多方面的措施。

进行心理调适

在备育期间，若经常处于紧张、焦虑、抑郁等负面心理状态，可能会导致精子质量下降，从而影响生育能力。因此，备育男性可以掌握一些情绪管理技巧，如听音乐、阅读书籍、下棋、旅行等。这些可以有效地调节情绪，保持轻松的、乐观的心态。此外，夫妻双方还可以共同参与一些有益于身心健康的活动，如瑜伽、冥想等，以减轻压力，提高生育能力。

❖ 进行饮食调整

在备育期间，调整饮食结构，对于提高精子质量具有重要的意义。精子的生成过程需要多种营养素参与，其中最重要的是蛋白质和氨基酸。对计划备育的男性而言，建议摄入一些富含锌、钠等矿物质以及维生素的食物，如海参、牡蛎、海带、猪肝、胡萝卜、番茄、苹果、梨和葡萄等，以满足身体的营养需求。此外，还要多吃其他蔬菜和水果，以增强免疫力，降低罹患各种疾病的风险。同时，应避免食用烟熏烧烤，以及油炸食物或辛辣刺激性食物，还需戒烟戒酒，并避免饮用碳酸饮料和奶茶。

❖ 培养良好的生活习惯

在备育期间，必须遵循规律的作息，确保充足的睡眠，避免熬夜和过度疲劳的情况发生；同时注意饮食清淡、营养均衡和运动合理。在日常生活中，建议选择宽松透气的服装，避免穿着过于贴身的裤子，避免泡温泉、热水浴等活动，以免对精子质量产生不良影响。此外，还要注意保持良好的个人卫生习惯，避免接触有毒、有害物质，以免对生殖系统造成损害。

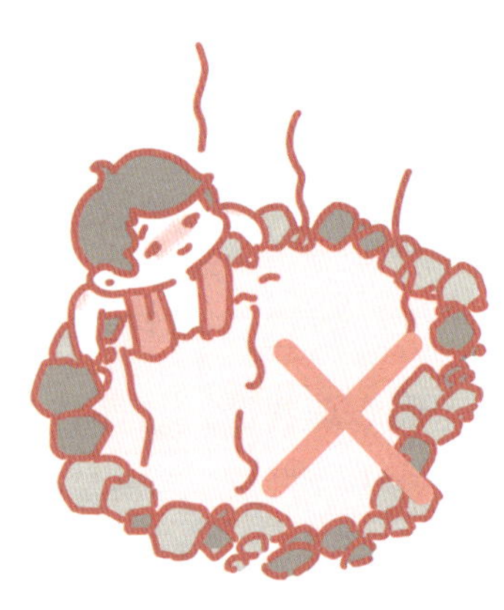

❖ 进行适度的身体锻炼

在备育期间，科学而适度的身体锻炼不仅有助于保持健康的体魄，还能缓解压力，提高精子质量。建议备育男性每日进行30 ~ 40分钟的有氧运动，以不引起疲劳为准，如慢跑、瑜伽、游泳、太极拳等，但不宜过度运动，也不宜频繁骑行自行车。此外，还可以进行一些针对性的力量训练，如深蹲、俯卧撑等，以增强肌肉力量，提高生育能力。

维持规律的性生活

在备育期间，应当维持规律的性生活，避免过度禁欲和频繁性生活，因为这些行为都可能对精子的质量产生负面影响。同时，夫妻双方还应注意性生活的质量，避免过于激烈或粗暴的行为，以免对生殖器官造成损伤。

积极治疗原发疾病

精索静脉曲张、生殖系统感染等疾病，都可能导致备育男性患有弱精症，这是导致男性不育的一个重要因素。在这些患者中，一部分人由于自身体质较差，容易患上慢性前列腺炎，会进一步加重原发疾病的病情，影响生育功能。因此，这部分男性应立即前往正规医疗机构，积极寻求专业治疗，以消除原发疾病。同时，夫妻双方还应定期进行体检，及时发现并治疗潜在的生殖系统疾病，以提高生育成功率。

促进性功能和提高精子质量的食品

水产品

海参、鲍鱼、泥鳅等均为促进性功能的优质食材。鱼类不仅含有优质蛋白质和脂肪，而且含有多种维生素和矿物质，具有很高的营养价值，其中所含的卵磷脂对人体健康非常有益。鱼、虾、贝和海藻中富含的锌元素，是影响睾丸功能的重要物质。

杂粮类

燕麦、小米、小麦等含有丰富的维生素B、维生素 E。维生素 B 和维生素 E 可以增强精子数量，改善精子活力。

动物的肾脏

猪、羊、牛的肾脏均具有养肾气、益精髓的功效。如羊的肾脏具有甘温之性，能够有效地补益肾气；猪肾咸平，助肾气，利膀胱。部分动物的睾丸还具有治疗阳痿、遗精、滑精等疾病的作用。

蜂蜜

蜂蜜含有一种与人体垂体激素相似的植物激素，能够活跃性腺，而且蜂蜜中的糖分对精液的生成具有显著的促进作用。

鸡蛋

鸡蛋含有 8 种人体必需氨基酸，且鸡蛋具有提高精液质量、增强精子活力、恢复体力的功效。

辛味食品

大葱、蒜、韭菜等调味食物具有激发性欲的功效。

种仁

核桃仁、葵花子、南瓜子、花生仁等，均具有刺激性欲、唤起性欲的功效。

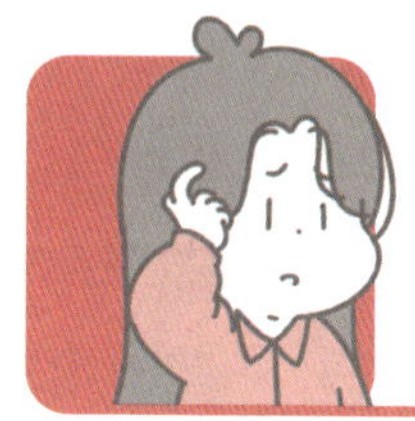

如何提高卵子质量？

—影响卵子质量的因素有哪些？—

✚ 年龄

随着女性年龄的增长，卵巢内卵泡的数量逐渐减少，卵子的质量也在逐渐降低。因此，为了确保新生儿的健康，建议广大女性尽早开启备孕计划。

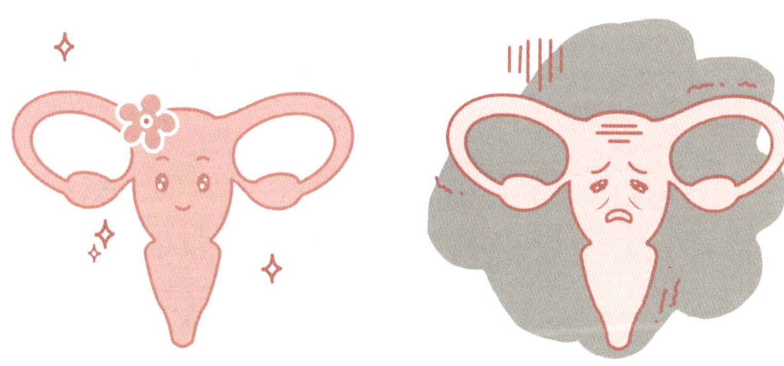

✚ BMI（体质量指数）

按照《中国成人超重与肥胖症预防与控制指南》的规定，

BMI 超过 28 千克 / 米 ^{2} 时为肥胖；而 BMI 为 24 ～ 27.9 千克 / 米 ^{2} 时，则为超重。肥胖不但对人体健康有严重危害，而且与不孕不育关系密切。

✚病理因素

◆ 卵巢良性肿瘤

如子宫内膜异位症、卵巢囊肿、畸胎瘤、囊腺瘤等，在进行卵巢肿瘤剥除术或单侧卵巢切除术时，手术机械损伤和电热损伤可能会对正常卵巢组织和卵巢血供造成破坏，术后易出现发热、月经紊乱及盆腔疼痛等并发症。

此外，子宫切除术或子宫动脉栓塞术可能导致卵巢血供减少，加快卵巢功能的恶化。

◆ 生殖道感染

盆腔炎、输卵管炎等生殖道感染会影响卵子的发育和成熟，导致卵子质量下降。此外，病毒感染也会对卵子质量产生影响。

◆ 女性生殖系统及其调控异常

下丘脑 – 垂体 – 卵巢轴（HPO 轴）的精密调节，无论哪一个环节出现异常，都可能导致排卵异常，如多囊卵巢综合征、功能性下丘脑性闭经、垂体肿瘤等。

影响排卵的子宫因素包括宫腔粘连、子宫腺肌病、子宫肌瘤、子宫内膜息肉，以及单角子宫、双角子宫、纵隔子宫等先天性子宫发育异常。

✚环境因素

在自然环境中，存在一些难以降解的有毒物质，如多氯联苯英等持久性有机污染物。这些有毒物质可以在动物体和人体中蓄积，并通过生物链进行生物放大，容易导致卵子发生染色体变异，影响生育能力。

✚生活方式

长期处于紧张、焦虑、抑郁、恐惧等负面情绪，可能引发 HPO 轴的紊乱，导致排卵功能发生障碍，从而影响卵巢的正常功能，严重情况下还可能出现卵巢功能不全。

此外，女性的生育能力会受到多种因素的影响，包括但不限于吸烟、染发、过度运动、营养不良及睡眠不足等。

如何提高卵子质量？

♡遵循科学饮食原则

在计划怀孕的 6 个月前，应戒除烟酒，避免暴饮暴食和可能造成营养失衡的不良行为。保持心情愉快，每日三餐应当规律地进食，还要合理搭配荤素，以确保各种营养元素的均衡摄入。建议多摄入富含锌元素的食品，以促进卵子的发育和成熟。

♡进行适度的身体锻炼

适当的身体锻炼不仅有助于控制体重，还能提高身体素质，从而实现身体的全方位发展。可以根据个人兴趣爱好，选择适合自身的有氧运动，如慢跑、游泳、太极拳、瑜伽等，以增强身体各器官机能。

对于选择进行试管婴儿的女性而言，在进行运动时，务必先向主治医生咨询，避免在促排卵周期内进行剧烈的身体活动。

♡调整内心的情绪状态

长期处于情绪低落、焦虑的状态，可导致促性腺激素释放激素分泌异常，导致内分泌失调，从而影响卵巢的排卵功能，甚至诱发多种疾病。

因此，在备孕期间，应保持乐观积极的心态，掌握适当的压力缓解技巧，如听轻松愉悦的音乐，与亲朋好友多互动等。

♡确保充足的睡眠

缺乏充足的睡眠会导致神经内分泌系统紊乱，从而影响卵巢的正常功能。在提高卵子质量期间，建议遵循规律的作息，确保充足的睡眠，最好在23：00前入睡。在夜间，褪黑素的分泌与卵子质量的改善密切相关，它能够促进卵子的发育和成熟，从而帮助形成高质量的卵子。

♡远离有害物质

备孕女性应当尽量避免暴露于甲醛、油漆、农药、杀虫剂等有害物质和辐射环境中，因为这些因素会对卵子的质量产生不良影响。此外，某些药物可能会对卵子的发育产生不良影响，因此，在就医时需要告知医生现处于备孕状态，便于医生选择更安全的药物。

- 医师有话说

通过科学的饮食、适度的运动、良好的心态、充足的睡眠和远离有害物质等方式，备孕女性可以有效地提高卵子质量。同时，患有卵巢功能减退的女性也应采取有针对性的措施，及时利用辅助生殖技术来促进受孕。

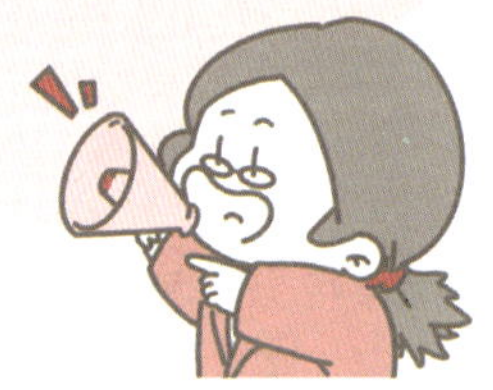

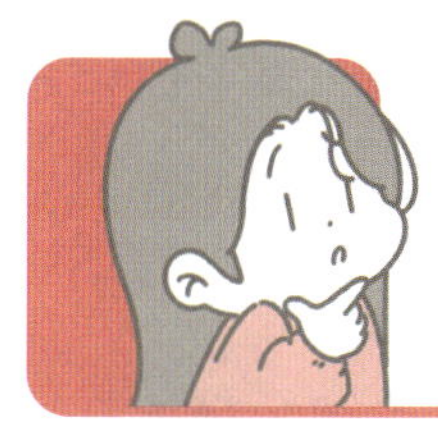

如何准确推算排卵日

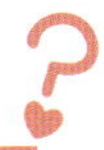

写在前面的碎碎念

在受孕过程中，排卵是一项至关重要的生理环节。在女性体内，卵子的存活时间通常为 12 ～ 24 小时，而精子在女性生殖道内可存活 2 ～ 3 天。准确把握女性排卵的时间节点，可以提升受孕成功率。

✣ 基础体温推算法

基础体温测定是指女性在经过 6 ～ 8 小时的睡眠后，在未进行任何活动的情况下所测的体温数据。将测得的体温数据以日为单位进行连接，并绘制成一条曲线，这条曲线被称为基础体温曲线。

在月经周期中，女性的体温呈周期性变化。排卵前体温较低平均在 36.5℃，排卵后体温较高体温上升 0.3 ～ 0.5℃，二者转折点即排卵日。

这是由于排卵后，黄体逐渐形成并分泌孕酮，从而引起体温的上升。通过连续几个月对月经周期基础体温的测量，就可以精准地推算出排卵日。

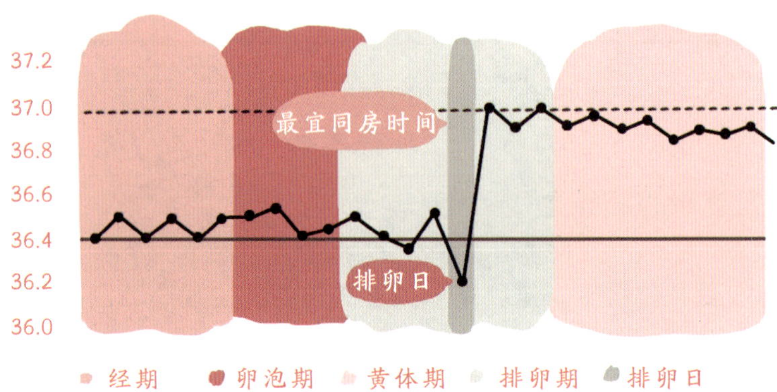

✤ 白带推算法

在月经周期的前半期，随着时间的推移，白带量逐渐增加；当卵泡成熟、卵子即将排出时，白带的质地逐渐变得稀薄，呈现出透亮的状态。在排卵期，白带量最多，呈现出细长的带状形态，长 4 ~ 10 厘米，其大量分泌可持续 2 ~ 3 天。

✤ 推导月经周期的算法

月经周期的前半期是卵泡期，后半期是黄体期，两个时期的中间值是排卵期。在正常生育年龄，女性每月仅排卵一次，且通常仅排出一个卵子。

排卵期的计算方法是从下一次月经来潮的第一天开始，减去 14 天即为排卵日，而排卵日前后 4 ~ 5 日被称为排卵期，也是易受孕期。假设月经周期为 28 天，第一天的月经来潮时间为 8 月 2 日，那么下一次月经来潮时间是 8 月 30 日，减去 14 天，排卵日大概率在 8 月 16 日。在备孕期间，夫妻在排卵期进行性生活，可显著提高受孕概率，然而，这种方法仅适用于月经周期规律的情况。

测排卵试纸

可以经常在药店里买到各种排卵试纸，这些试纸均印有“LH”字样，这是因为排卵试纸的工作原理是通过检测黄体生成素（LH）值来进行判断。

人体在排卵前 24 ~ 48 小时，机体里存在 LH 高峰值，小高峰在机体内维持的时间很短，因此建议从月经来潮开始计算，并在第 9 ~ 10 天开始，每 8 ~ 12 小时进行一次试纸条检测，试纸呈阳性或弱阳性，预示着 24 ~ 48 小时即将发生排卵。另外，也可通过监测卵泡发育情况来判断是否已经排卵，但不能准确知道卵泡大小。因此，建议在出现阳性的当晚同房，隔日再同房 1 次。

B 超卵泡监测

在 B 超检查中，医生能够观察到卵泡从小变大并逐渐排出的过程，这被视为最精准的手段。一般在月经开始后的第 10 ~ 11 天，对卵泡的发育情况及子宫内膜增殖厚度等进行仔细监测，认真观察所有的卵泡大小及卵泡形态等，从而判断是否存在排卵障碍的现象。

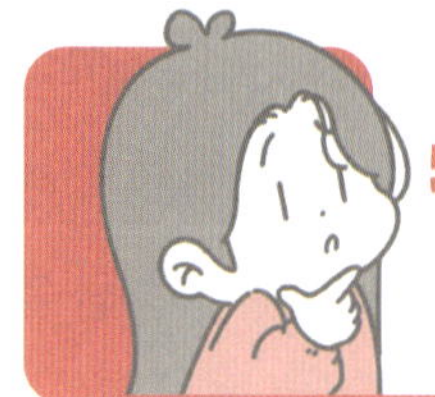

安全期避孕真的可靠吗

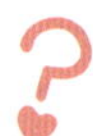

安全期避孕并不完全可靠。

安全期避孕是基于女性月经周期的排卵预测方法，除了月经期及排卵期为易受孕期，其余时间都视为安全期。但是需要注意的是，每个女性的月经周期都有所不同，所以需要根据个人情况来计算安全期。

另外，精子在生殖道内的存活时间为 2 ~ 3 天，而卵子一般在排出后的 24 ~ 48 小时具备受孕能力，所以即使在安全期内进行性行为也有可能怀孕。此外，女性的月经周期可能会受到各种因素的影响而发生变化，如压力、疾病、药物等，这也会影响安全期的准确性。

- 医师有话说

安全期避孕法的有效率并不高，只有 70% ~ 80%。因此，如果想要确保避孕成功，最好还是采用其他更可靠的方法，如避孕套、口服短效避孕药等方法，都可以有效地避免怀孕的风险。

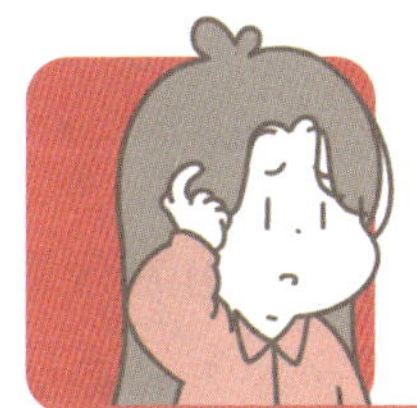

复发性流产后应该怎样备孕

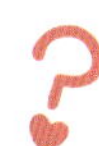

什么是复发性流产？

连续 3 次或 3 次以上在怀孕 28 周之前的流产为复发性流产，其中包括生化妊娠。由于流产次数增多，再发生自然流产、胚胎停育等情况的概率会加大，此时，复发性流产者需要到医院做全面的病因筛查及针对性处理。

导致复发性流产的因素有哪些？

♡染色体或基因异常

这是自然流产中最普遍的病因。有复发性流产病史的夫妻宜抽血做染色体核型检查。

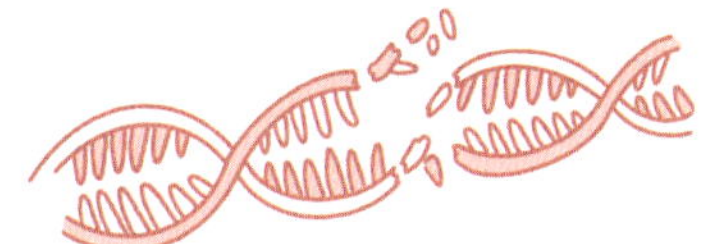

♡解剖结构异常

包括子宫内膜息肉、宫腔粘连、子宫肌瘤、子宫腺肌病和宫颈功能不全。凡复发性流产者，均应进行超声检查，必要时需行宫腔镜和腹腔镜检查，以进一步明确诊断。

♡内分泌因素

性激素 6 项检查结果异常、甲状腺激素偏高可能是由内分泌失调、多囊卵巢综合征、甲状腺功能亢进症等引起的。在明确具体病因后，应在医生的指导下积极采取相应的治疗措施。对于多囊卵巢综合征或者比较肥胖的患者，可能伴有与复发性流产有关的胰岛素抵抗、糖耐量异常，需要做糖耐量试验及其他检查。

♡自身免疫性疾病

研究显示，一些复发性流产和免疫功能紊乱有关。人体免疫有自身免疫型和同种免疫型两种。对于复发性流产者，推荐进行自身抗体（如抗磷脂抗体、抗甲状腺抗体）检查。

♡血栓前状态

妊娠期高凝状态会减少胎盘组织的血液供应，引起胚胎或胎儿缺血、缺氧，造成胚胎或胎儿发育不良，引发流产。对于复发性流产者，推荐凝血相关检查，并测定血栓前状态标志物，如抗凝蛋白C和抗凝蛋白 S、抗凝血酶Ⅲ等。

♡感染因素

女性生殖系统感染及全身感染都可能引起复发性流产，需要进行白带常规、支原体、衣原体等检测，必要时需采用宫腔镜进行相关检查。

♡男方因素

精子的头、体、尾等形态或功能存在缺陷，导致精子畸形率上升，使受精后胚胎分裂不正常，继而导致流产。如果精子 DNA 碎片率升高，可能会影响受精能力，导致胚胎发育不良、流产或胚胎停育。

♡不良生活习惯

不良环境因素（如接触有害化学物质过多），紧张焦虑的心理因素和不良生活习惯（如吸烟、酗酒）等，也是复发性流产发生的原因。

复发性流产者应该怎样进行备孕？

◆当夫妻双方因染色体或基因异常导致复发性流产时，需要进行遗传咨询，可以考虑采用试管婴儿的助孕技术。

◆对于生殖系统解剖结构有异常的患者，在准备怀孕之前需要接受手术治疗。对于宫颈功能不全的患者，可以在怀孕前或怀孕第 12 ~ 14 周进行宫颈环扎手术。

◆若复发性流产是由内分泌异常导致的，那么应根据甲状腺功能不全、黄体功能不全、高泌乳素血症等具体情况采取有针对性的治疗措施。例如，对于黄体功能不全的孕妇，可以给予孕激素的补充治疗。

◆对于代谢异常导致复发性流产的患者，可以考虑采取减重、调整生活方式、口服降糖药或降脂药物等措施来解决代谢问题。

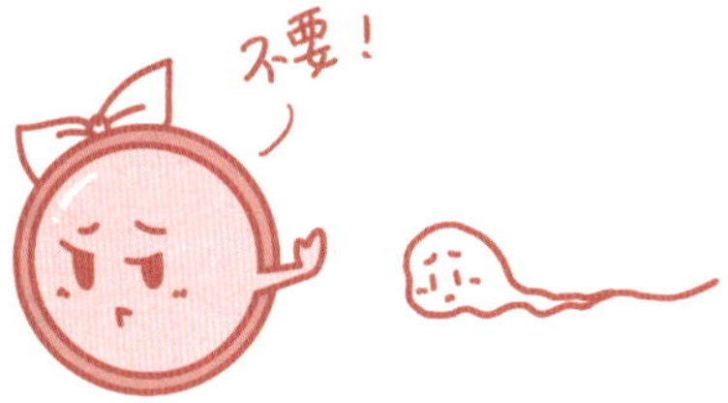

◆对于因免疫异常导致复发性流产的患者，可以根据不同的免疫疾病，采用相应的免疫药物进行免疫调节。

◆对于处于血栓前状态的患者，可以考虑使用阿司匹林、低分子量肝素等抗凝药物进行治疗。

◆对于因感染导致复发性流产的患者，可以进行针对性治疗。

◆如果导致复发性流产的原因出现在男方身上，那么应当尽快前往男科接受治疗。

◆戒除烟和酒、培养健康的生活方式及维持良好的心态，对于防治复发性流产也是非常关键的。

简而言之，对于复发性流产的治疗，关键是要找出其根本原因，并据此进行治疗。此外，备孕的女性还需要注意饮食合理、生活规律，注意个人卫生，关注孕前和孕期的心态调整，减轻心理负担，以轻松自信的态度进行备孕。

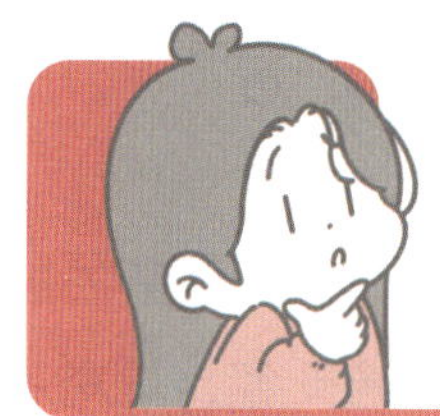

备孕时发现"卵巢囊肿"应该怎么办

什么是卵巢囊肿？

卵巢囊肿是卵巢上出现的囊性肿物，分为生理性和病理性。

生理性囊肿包括滤泡囊肿和黄体囊肿，这些与月经周期有关，滤泡囊肿发生于排卵前，黄体囊肿则发生于月经前。

病理性囊肿则是卵巢上皮异常增生的囊性肿瘤，可能来源于卵巢上皮、生殖细胞、异位的子宫内膜等，但大部分囊肿都是良性肿瘤，只有少数囊肿是恶性和交界性肿瘤。

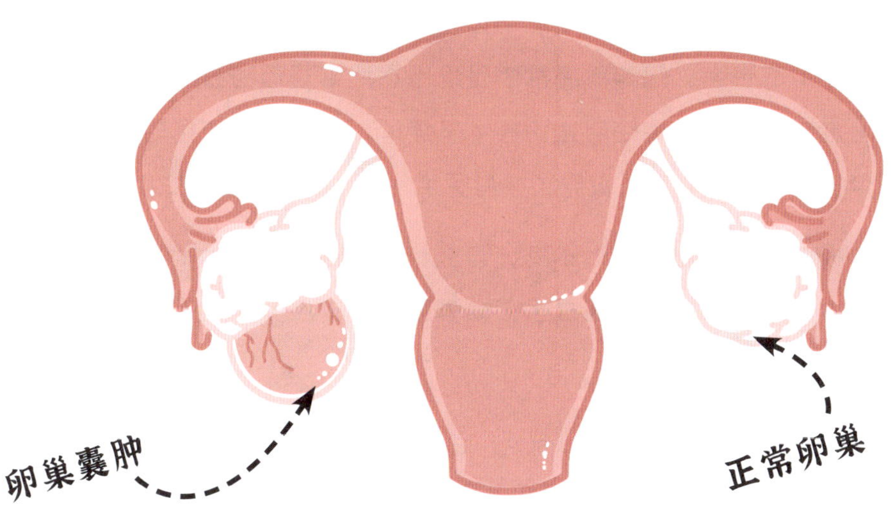

有卵巢囊肿后会有哪些症状？

尽管大多数生理性卵巢囊肿或体积较小的病理性卵巢囊肿无明显症状，但伴随着卵巢囊肿的增大、破裂、扭转、感染等，常常会导致一系列并发症的出现。

腹部包块，伴下腹不适感：体积大的卵巢囊肿，可能导致盆腔或腹部的凸起，随着时间的推移，腹部的体积会逐渐增大，特别是对于体形偏瘦的女性，这种情况更加明显。因此，对于停经 3 个月内或未怀孕的女性而言，若出现腹部膨胀的情况，一定要去医院检查。

突发腹痛：部分卵巢囊肿的患者，在同房或剧烈运动后，可能会突然出现剧烈的腹痛，这往往提示着卵巢囊肿发生破裂或扭转。常见的病症包括卵巢黄体囊肿破裂、卵巢巧克力囊肿破裂及卵巢畸胎瘤蒂扭转等。特别是在怀孕后，增大的子宫挤压卵巢囊肿，一旦有急性腹痛症状，必须及时寻求医生的诊断和治疗，以决定是否需要进行手术。

逐渐加重的痛经或不孕：常见于卵巢巧克力囊肿（卵巢子宫内膜异位）的患者。这种疼痛常常呈现出逐月或逐年加重的趋势，严重者难以忍受，需要使用止痛药物来缓解，同时还可能伴随着不易怀孕的情况，因此应积极寻求妇科医生的早期治疗。

极少数患者呈现消化不良、消瘦、腹胀等恶病质症状，尤其是年龄大的患者。这些表现提示卵巢囊肿有发生癌变的风险，因此必须及时就诊。

备孕期间发现卵巢囊肿需要手术吗？

卵巢囊肿是B超检查中的一种形态学描述，其性质的好坏、是否需要手术治疗，需要根据患者的年龄、症状、血清肿瘤标记物及B超具体表现等多方面因素综合判断。对于直径大于5厘米或影响怀孕的、持续存在的卵巢囊肿，则需进一步治疗。

对于育龄期女性B超检查中发现的边界清晰、内部为液性暗区或无回声的较小卵巢囊肿（直径小于5厘米），若无明显症状且肿瘤标记物水平不高，大多数为生理性囊肿，有可能自行消失。在这种情况下，应定期复查B超，以关注囊肿变化，并据此做出相应治疗，而不应急于进行手术。

若手术切除了囊肿，会影响备孕吗？

对于癌变的卵巢囊肿，切除卵巢是必要的。通常情况下，这种手术无法保留生育功能。

而对于良性卵巢囊肿，主要的手术方式是剥除囊肿、保留卵巢，这在大多数情况下对怀孕的不利影响较低。

卵巢囊肿切除后，可以降低怀孕期间囊肿增大、破裂或扭转等导致急腹症的风险，同时也能降低肿瘤癌变的可能性。特别是对于合并不孕症的卵巢子宫内膜异位症患者，术后可以改善盆腔微环境，有利于怀孕。

然而，对于双侧卵巢囊肿，尤其是双侧卵巢巧克力囊肿，术后可能会导致卵巢功能下降，卵泡数量减少，进而影响怀孕。因此，对于双侧卵巢囊肿或复发的卵巢子宫内膜异位症，是否需要在孕前进行手术，需要根据患者的年龄、卵巢功能、卵巢囊肿的类型和性质等具体情况，综合评估后才能决定。

卵巢囊肿手术后多久才能怀孕呢？

大多数良性卵巢囊肿的患者在手术后 1 个月，月经即恢复正常，随后即可开始备孕。但对于卵巢子宫内膜异位症的患者，则需要根据手术过程中子宫内膜异位症的分期和术后生育指数评分进行综合评估。有些患者需要在手术后补充药物治疗才能再次怀孕，而有些患者则需要通过试管婴儿辅助生育。

医师有话说

在大多数情况下，卵巢囊肿手术对怀孕的影响是利大于弊的。然而，手术的时机和必要性应根据患者的具体情况，听取专科医生的建议。

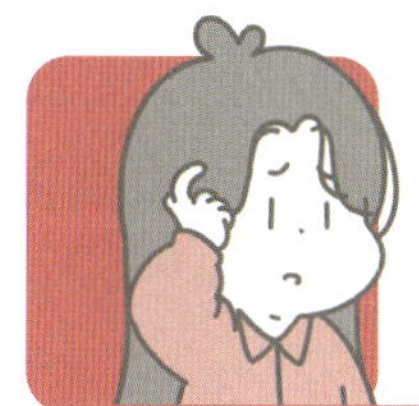

“三高”女性如何科学备孕？

高血压女性备孕

3 次非同日内测量同一侧上肢血压，如均出现收缩压不低于 140 毫米汞柱和 / 或舒张压不低于 90 毫米汞柱，即为高血压。

不宜备孕的高血压患者

◆重度高血压患者，不建议备孕女性在血压不低于 160/110 毫米汞柱的情况下备孕。

◆有并发症的高血压患者，如出现左心室肥厚、心力衰竭或大量蛋白尿、肾功能不全者。

◆有继发性高血压，尤其是合并肾功能不全、肾动脉狭窄或嗜铬细胞瘤的患者。

可以怀孕的高血压女性如何更“好孕”

◆孕前要控制好血压，备孕期间在医生的建议下先把降压药换成孕期可以服用的药物。通常调换降压药需要观察一段时间，待血压控制平稳之后再考虑怀孕。一般血压的控制目标为小于 140/90 毫米汞柱。

◆减少钠盐的摄入，增加钾元素的摄入。正在备孕的女性应低盐饮食，确保每天摄入食盐的量在2～5克。烹饪的时候，也要减少酱油、蚝油等含盐量较高调味品的使用。尽量减少食用腌菜、腌肉等食物，更多食用钾含量丰富的食物，可以选择全谷物、鱼虾、禽类、豆类、坚果类食物，减少甜食和脂肪的摄入。

◆高血压患者在备孕期间可以适量运动，但不要过于剧烈，可以选择快走、慢跑、骑自行车、游泳等运动。每周运动3～5次，每次持续30～40分钟。

◆在备孕期间，要定期测量血压，若出现血压升高的情况，应及时就医。

◆在备孕期间，尽量通过饮食调控和运动等方式控制血压。若需要用药，一定要听取医生的建议，换成孕期可服用的、不良反应小的药物。

高血脂女性备孕

高血脂不仅是导致心脑血管疾病的危险因素，对怀孕也有一定影响。研究表明，血脂异常可以通过诱导卵母细胞内质网应激及改变卵泡液代谢的微环境，从而影响卵母细胞质量及胚胎发育潜能，并对辅助生殖结果产生负面影响。

✚保持健康体重

高血脂患者，尤其是处于备孕期的女性，在满足每天必需营养需要量的基础上，应改善饮食结构、适量运动，保持健康体重，减少体脂含量，这样才利于控制血脂。

✚限制脂肪摄入

应当减少摄入动物脑和动物内脏等胆固醇含量高的食物，另外需要减少反式脂肪酸的摄入，增加不饱和脂肪酸的摄入，尤其是富含 n-3 多不饱和脂肪酸的食物。烹饪菜肴时多选择蒸、煮等方式，避免油炸、油煎等多油烹饪方法，避免食品过度加工。

✚食物多样，蛋白质和膳食纤维摄入充足

减少精米、精面的摄入，多吃全谷物、杂豆、蔬菜等，这些食物中含有丰富的膳食纤维，具有降血脂、提高免疫力的功能。同时，高膳食纤维可以降低血胰岛素水平，提高胰岛素敏感性，对脂代谢的调节有积极作用。

摄取充足的蛋白质。动物蛋白可选择脂肪含量较低的鱼虾、瘦肉等；奶类制品可选择脱脂或低脂奶；植物蛋白可选择大豆及大豆制品，如豆浆、豆腐等。

糖尿病女性备孕

糖尿病是一组因胰岛素绝对或相对分泌不足和 / 或胰岛素利用障碍引起的碳水化合物、蛋白质、脂肪代谢紊乱性疾病，以高血糖为主要标志。糖尿病的典型临床表现为“三多一少”，即多饮、多尿、多食和体重下降。此外，病程久的患者可能会引发眼、肾、神经、心脏、血管等组织器官的慢性进行性病变、功能减退甚至衰竭，并有可能

引发急性严重代谢紊乱。

✚备孕期咨询

糖尿病育龄期女性应首先了解怀孕可能对病情带来的影响，包括非计划怀孕的风险和孕期并发症的可能，血糖未控制达标前应该有效避孕。其次应进行孕前咨询和病情评估。评估的内容有血糖控制水平，有无合并视网膜病变、肾脏病变、神经病变和心血管疾病，有无甲状腺功能异常等。

✚血糖控制

◆血糖控制目标：在不出现低血糖的情况下，空腹和餐后血糖最好趋近于正常水平。建议 HbA1c 低于 6.5% 时再选择怀孕，以降低先天畸形、子痫前期、巨大儿和其他并发症的发生风险。

◆降糖药物的使用：目前一些常用的口服降糖药物能通过胎盘进入胎儿体内，对胎儿的影响不确定，所以建议糖尿病患者在备孕期间将口服降糖药物更换为胰岛素。如果仍想要通过口服降糖药物进行控糖，可在医师指导下继续应用，但是在口服降糖药物期间意外怀孕，一定要及时更换药物，并按时产检。

✚健康饮食

保证维生素和矿物质的摄入，有计划地增加富含铁、叶酸、钙、维生素 D、碘等的食物，如瘦肉、家禽、鱼、虾、奶制品、新鲜水果和蔬菜等。但需要避免摄入过多的糖分，可选择低升糖水果，如苹果、金橘等。

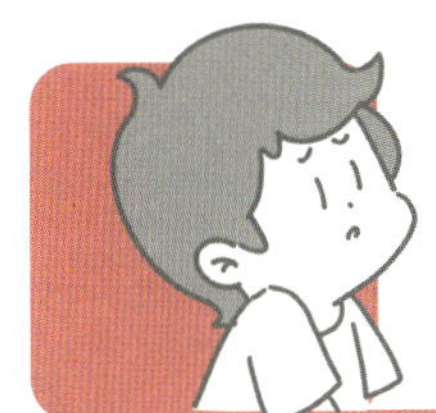

备孕二孩时需要注意哪些问题？

二孩的备孕时间

两次怀孕间隔时间不应少于 6 个月，建议间隔超过 18 个月再开始备孕；经过检查之后，确定输卵管、子宫等生殖系统的情况全部正常，即可备孕。

在备孕二孩时还需要做孕前检查吗

虽然在备孕第一胎时已经进行了非常全面的检查，但在备孕二孩时，仍然需要针对一胎时的异常检查（如凝血、免疫等）结果进行重点复查。同时，常规检查（如生化、内分泌等）也是必需的，这样可以确保在备孕过程中及时发现并解决潜在的问题。

高龄女性如何备孕

很多人在备孕二孩时已经超过了 35 岁，此时，卵巢功能开始减退，卵子的质量和数量也都有所下降，卵子中线粒体老化，身体机能也会下降。这不仅会增加胎儿缺陷的风险，还会增加怀孕过程中的风险。因此，高龄女性需要在孕前加强调理，提高卵子质量及卵巢功能，并加强产前诊断、孕中胎儿筛查及孕后并发症的管理。

✣ 二孩怀孕期间如何保胎

怀孕过程相当复杂且每位孕妇的反应都有所不同。因此，一旦发现怀孕，应尽快就诊，根据早孕三项检查（血 β-hCG、孕酮、雌二醇）评估胚胎发育水平，并进行相应保胎措施。

对于孕期出现异常情况的孕妇，如先兆流产、血 β-hCG 异常等，需要进行补充检查（如 NK 细胞毒性检测、甲状腺功能检测等），并根据检查结果制订个性化保胎方案。

- 医师有话说

在大多数情况下，得益于患者在第一次怀孕时的经验积累，二孩的整个怀孕过程会更加顺利，成功率也会有所提高。然而，每位孕妇及其胎儿的具体情况都各不相同。为了确保孕妇和胎儿的健康，孕前准备和孕期监测至关重要，不能有丝毫疏忽。

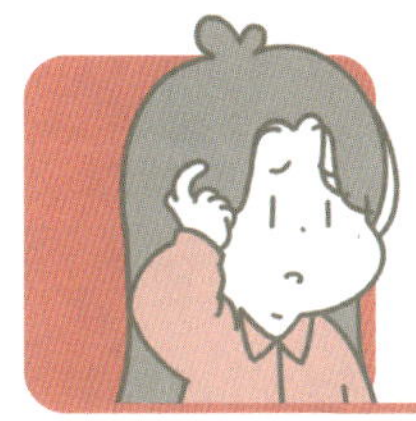

受孕的最佳时间

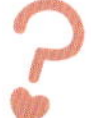

写在前面的碎碎念

受孕的最佳时间为 7 ~ 9 月。

♡气候适宜

7 ~ 9 月，夫妻性生活的频率和满意度都高于春、冬两个季节。春季气温波动较大，容易引发感冒等疾病；冬季则寒冷刺骨，对孕妇和胎儿的健康都有一定影响。

♡水果、蔬菜品种丰富

孕妇需要摄入大量的营养物质，而 7 ~ 9 月的水果和蔬菜种类繁多，可以充分满足孕期的营养需求。同时，孕妇的饮食口味也会比较挑剔，7 ~ 9 月的食物更容易受到孕妇的喜爱。

♡睡眠质量提高

良好的睡眠对孕妇和胎儿的健康都是非常重要的。在7、8月备孕，到了9月已是夏末，晚间暑热渐退，孕妇睡眠质量较高。夏季温度较高，容易导致孕妇失眠；冬季则寒冷难耐，也会影响孕妇的睡眠质量。

♡坐月子时更舒适

8月左右怀孕，宝宝出生后恰好是春末夏初。这段时间坐月子，无论是宝宝洗澡、换衣服，还是妈妈哺乳，温度都比较合适。而且夏季衣物较薄，不影响宝宝的肢体活动和发育。

- 医师有话说

每个人的情况不同，要根据每个人的身体状况和实际情况来选择合适的怀孕时间。最重要的是保证孕妇和胎儿的健康。

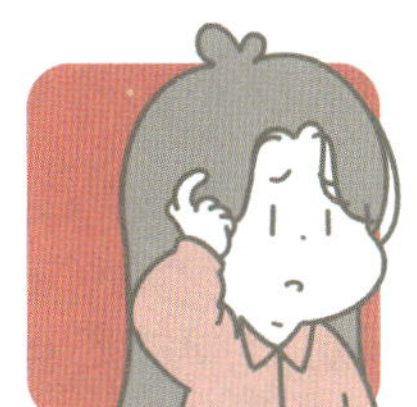

发现意外怀孕，这样做会有影响吗？

✚在服用药物后发现意外怀孕

药物对胎儿的影响，取决于药物使用时的孕周、种类和剂量，这些因素共同决定药物对胎儿的影响程度。怀孕后第 2 ~ 8 周为胎儿致畸敏感期，在此时期之外，大多数药物的短期、小剂量使用是安全的，无需过度担忧。然而，如果女性在怀孕前已经知道自己正在使用的药物可能会对胎儿造成影响，应该在停药前咨询医生，以确保胎儿的安全。

✚ X 线检查后发现意外怀孕

放射线对胎儿的影响程度，取决于辐射暴露量，一次拍摄的辐射暴露量远低于导致胎儿畸形的量，无需过度担忧。然而，如果女性在短时间内接受了多次 X 线检查，可能会增加胎儿发生畸形的风险。因此，在怀孕期间应尽量避免接受不必要的 X 线检查。

✚饮酒后发现意外怀孕

酒后发现怀孕可能对胎儿产生一定影响，具体取决于饮酒量、频率和怀孕阶段。一般来说，孕早期胚胎对外界环境非常敏感，饮酒可能会对胚胎发育产生不利影响，但偶尔少量饮酒可能对胚胎影响较小。

如果在不知情的情况下偶尔少量饮酒，一般不会对胚胎造成明显影响，尤其是在受孕后两周内少量饮酒，一般对胚胎影响相对较小。但建议在整个孕期避免饮酒。

如果在不知情的情况下大量饮酒或醉酒，尤其是在受孕后 3 个月，可能会增加胎儿发育异常的风险，如胎儿酒精综合征等，还可能增加流产、胎儿畸形的概率。

因此，建议立即停止饮酒，并尽快咨询医生，医生会根据具体情况评估风险并提供建议。同时，定期进行产检，密切监测胎儿发育，必要时进行额外检查。

✚吸烟后发现意外怀孕

烟和二手烟，都对胎儿和孕妇本身的健康有影响。烟与酒精一样，均没有“安全量”这一说法，因此吸烟越多、时间越长，产生的影响也越大。但如果吸烟后发现意外怀孕，也不必过于担忧，及时戒掉并按时产检即可，为及时发现异常情况，应按时进行胎儿畸形筛查。

✚意外怀孕后检查结果异常

意外怀孕之后做检查才知道自己的身体存在异常，如甲状腺功能异常、病毒检测阳性、血糖不正常、血压不正常，或者体重超标等。若这些问题不严重，通过及时的积极治疗，一般影响不大。严重的异常检查结果可能会导致胎儿畸形、流产，如孕前肥胖与胎儿神经管缺陷有关；糖尿病控制不好，胎儿发生结构性出生缺陷（如心脏、中枢神经系统、骨骼），尤其是心脏畸形的风险增加，并且随着糖化血红蛋白的升高，风险是成倍增加的。出现这些问题时，需要及时咨询医生，进行相应的治疗。

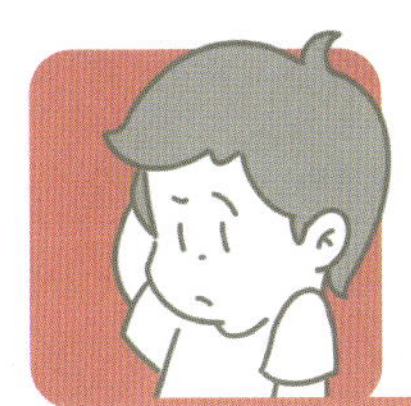

备孕很久没成功？试试“人工受孕”！

什么是人工受孕？

人工受孕即辅助生殖技术，包括人工授精、体外受精 - 胚胎移植及其衍生技术等。

✣ 人工授精

将精子通过非性交方式注入女性生殖道内，使其与卵子结合形成受精卵，这一过程被称为人工授精，受精的过程也最接近自然受孕。

✣ 体外受精 - 胚胎移植

即试管婴儿，从女性卵巢中提取卵子，与精子在体外受精并人工培养 3 ~ 5 天，使其发育到卵裂球期或囊胚期，再将胚胎移植入女性宫腔内，使其着床发育成胎儿。现已开发出第二代和第三代试管婴儿。

一应如何选择人工受孕？一

♡体外受精－胚胎移植

体外受精－胚胎移植也就是试管婴儿，相较于人工授精技术，适用范围更为广泛。

1

第一代试管婴儿

主要是针对子宫内膜异位症、排卵异常、原因不明或男性不育等问题，且经过常规治疗后仍然无法怀孕的患者。

2

第二代试管婴儿

主要针对精子数量严重缺乏、弱化或畸形，以及不可逆的梗阻性无精子症、体外受精失败和精子顶体异常的患者。

3

第三代试管婴儿

主要针对患有染色体疾病、单基因遗传病或性连锁遗传病的夫妻双方或任意一方。

♡人工授精

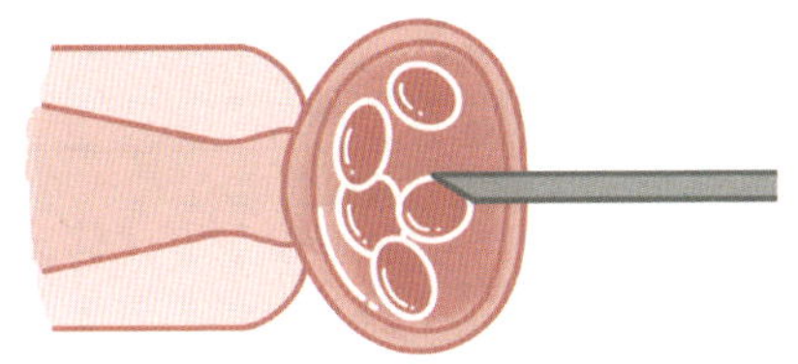

男性存在阳痿、重度尿道下裂、逆向射精及反复精液分析异常等情况导致不孕，人工授精是一种可行的解决方案。女性在至少一侧输卵管通畅的前提下，若存在生殖道畸形、宫颈因素、子宫内膜异位、严重的阴道痉挛、心理因素或免疫性不孕等情况导致不孕，也可选择人工授精。

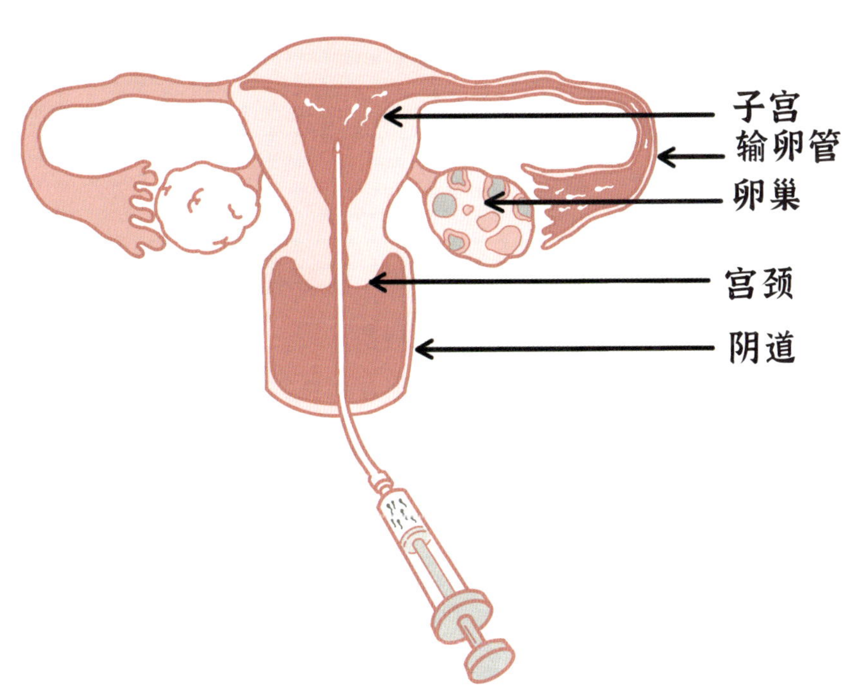

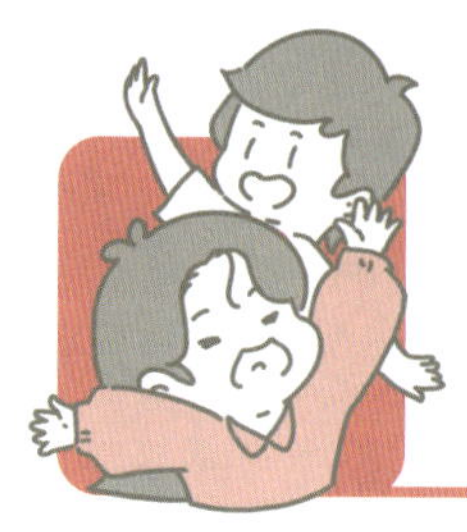

早期怀孕信号有哪些？

✚根据月经推断

怀孕时，最直观且身体可感知到的信号就是月经未准时到来，若原先月经规律正常且无推迟史，而这个月却迟迟未至，则怀孕的可能性是存在的。

但月经周期异常、情绪低落、过度劳累、营养不良、药物使用不当、身体有其他疾病等多种因素都有可能导致月经推迟。所以，只依靠月经延迟并不能准确地判断是否怀孕，还需要采用其他方法来确定。

✚妊娠反应

◆乳房胀痛：怀孕后，由于体内激素水平的升高，乳房变得非常敏感，表现为肿胀、疼痛和体积增大等，这类现象是妊娠时常见的生理变化之一。在月经来临之前，有些人也会出现类似的症状，如果在月经推迟的同时伴有以上症状，那么很有可能是怀孕了。

◆乏力嗜睡：无论是白天还是夜晚，都感到身心俱疲，整个人都在渴望着进入梦乡，甚至在长时间的沉睡后，仍然感到疲惫不堪。很多人以为自己感冒了，就服用感冒药，以期减轻此类症状。因此，如果在备孕期间或近期没有进行避孕措施，那么最好检测一下是不是怀孕了，再选择是否吃药。

◆排尿频繁：为确保胎儿的成长和发育，妊娠后的子宫会逐渐扩大，对膀胱造成压迫，导致膀胱容积缩小。即使膀胱中没有很多尿也会有排尿的冲动，进而出现排尿频繁、排尿急迫的症状。

◆恶心、呕吐：孕初期会出现恶心和呕吐的症状。通常情况下，怀孕期间的呕吐物中不会带有血迹，应与其他疾病区分。

◆情绪波动不定：在孕早期，女性体内会分泌大量的孕酮，孕妇易产生疲劳感，情绪波动不定，如莫名其妙的愤怒、哭泣和悲伤等。这时，孕妇就需要进行放松训练，让自己变得轻松愉快起来，这样才能够帮助胎儿更好地发育成长。

因为每个人的体质不同，所以可能会表现出不同的症状。如果在身体没有其他疾病的情况下，发现自己出现以上异常症状，那么很有可能是怀孕了。

✚早孕试纸或验孕棒检测

在月经推迟后，可以在正规的药店购买早孕试纸或验孕棒，按照使用说明选择晨起时第一次排尿的尿液进行检测。若出现一条红线表示未怀孕，若出现两条红线则表明已怀孕。这种检测方式虽然直观，但存在一定程度的误差。

✚根据基础体温的测量结果

怀孕后，体温相对会有所升高。对于备孕女性而言，每日清晨醒来测体温是必要的，因为在排卵前，体温一般超过 36.5℃；排卵后，体温将会上升 0.3 ~ 0.5℃，这种情况会持续 12 ~ 16 天。如果高温曲线超过 16 天，则可以初步判断为怀孕。但这种方法过于复杂，很多人难以坚持下来。

✚血液或尿液 hCG 检测

检测血液或尿液中的人绒毛膜促性腺激素（hCG）水平是比较容易判断是否怀孕的准确方法。在受精卵植入子宫后，女性体内会产生 hCG，可以在月经推迟 7 ~ 10 天后进行检测，一旦超过正常参考值，就可以确定怀孕了。

✚B 超检查

B 超检查是诊断怀孕最准确和最可靠的方法。在月经推迟 10 天左右，即可通过 B 超检查，查看子宫的大小、位置、形状，明确是否存在子宫畸形等异常。B 超还可以明确宫腔内是否存在妊娠囊，若看不到妊娠囊，则有异位妊娠的可能。通过妊娠囊的大小可以对孕妇的孕龄进行初步评估，通过卵黄囊、胎心、胎芽则可判断胚胎的发育情况，通过双侧附件区有无异常回声可以判断是否有囊肿、肿瘤等情况。

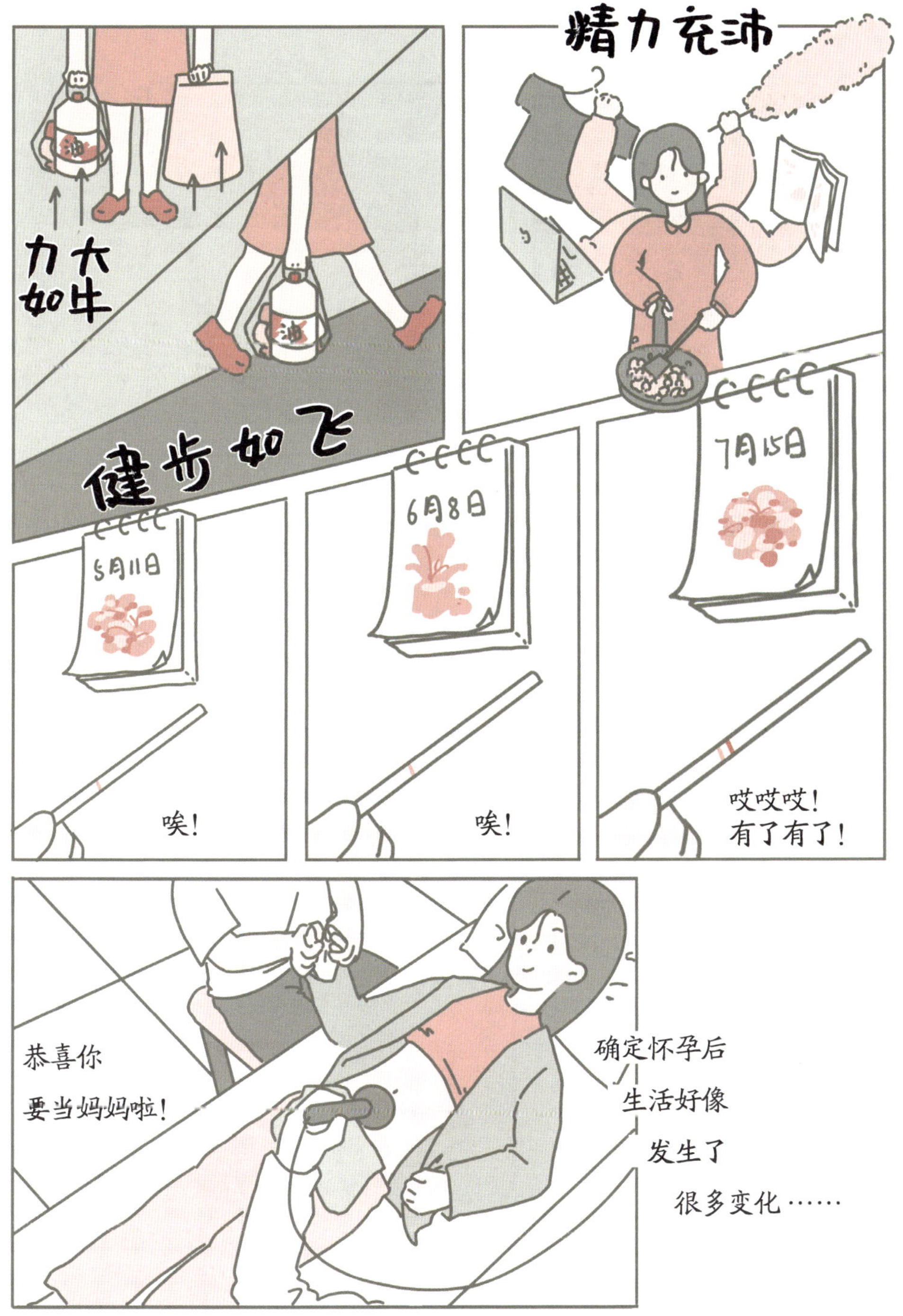

力大如牛
油
油
健步如飞
精力充沛
5月11日
唉！
6月8日
唉！
7月15日
哎哎哎！
有了有了！
恭喜你
要当妈妈啦！
确定怀孕后
生活好像
发生了
很多变化……

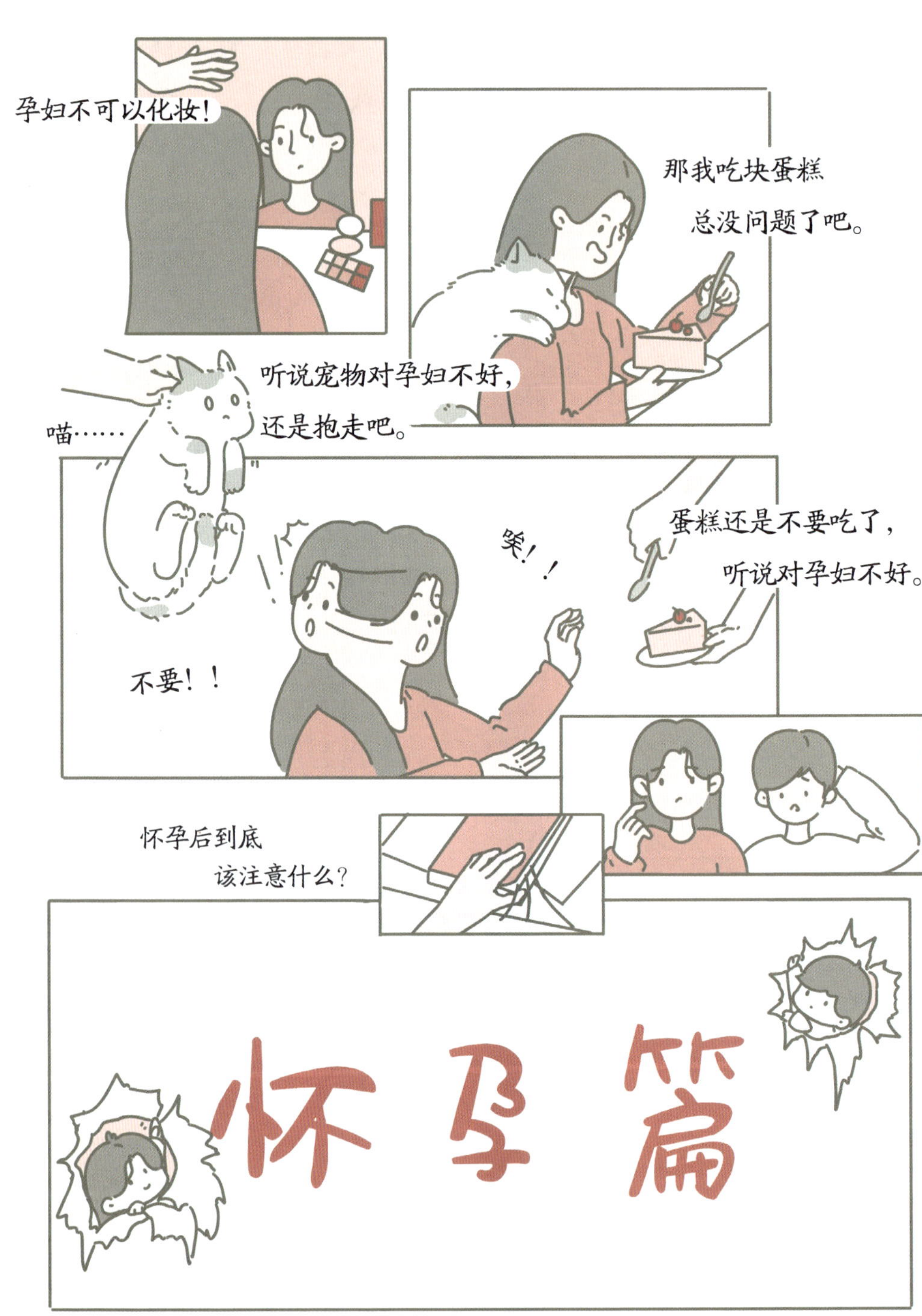

孕妇不可以化妆！
那我吃块蛋糕
总没问题了吧。
听说宠物对孕妇不好，
还是抱走吧。
喵……
蛋糕还是不要吃了，
听说对孕妇不好。
哭！！
不要！！
怀孕后到底
该注意什么？
怀孕篇

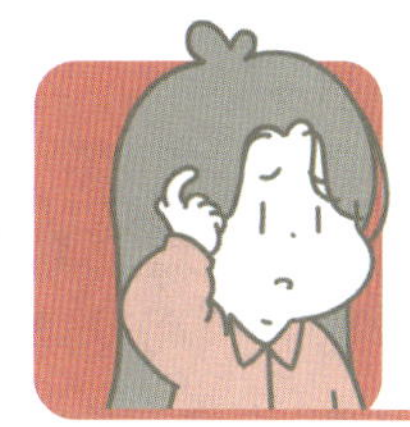

如何安排孕期营养？

孕期饮食指南

♡孕早期（孕 0 ～ 13 周）

以清淡饮食为主，实行少食多餐的原则。在孕早期，体重可能不会增加，部分早孕反应明显的孕妇体重甚至会出现轻度下降。

该阶段必须重视水溶性维生素的补给，特别是 B 族维生素和维生素 C，例如叶酸补充，建议口服叶酸补充剂 400 微克 / 天。

确保提供高质量的蛋白质，按体重计算，怀孕前期每天需摄入至少 55克的蛋白质，并确保每天摄入 130 ～ 180 克畜禽类瘦肉。

确保摄入足量的碳水化合物，碳水化合物是身体所需能量的主要来源，葡萄糖是胎儿生长和能量供给的主要物质。谷类、薯类和水果是碳水化合物的丰富来源，建议每天摄入全谷物和杂豆类 70 ～ 100 克，每天摄入薯类 50 克，每天摄入水果 200 ～ 300 克。水果里的碳水化合物主要包括果糖、葡萄糖和蔗糖，这些成分可以被身体直接吸收，并能迅速地经由胎盘被胎儿利用。因此，在正常情况下，孕妇应每天摄入足够量的碳水化合物，以满足妊娠需要。建议基本保持孕前的碳水化合物摄入量，或者适当提高碳水化合物

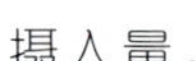

摄入量。

妊娠期间出现严重妊娠反应且无法正常进食的孕妇，应当尽快寻求医疗帮助，以防止脂肪分解产生酮体，从而对胎儿的早期发育产生不利影响。

♡孕中期（孕 14 ~ 27 周）

从孕中期开始，胎儿进入了一个快速生长和发育的状态，一直持续到分娩时刻。在这个过程中，母体与胎儿之间存在着复杂的相互关系。随着胎儿的生长和发育，母体的子宫、乳腺等重要器官也开始逐步成长。除此之外，母体还需开始为产后的泌乳过程储备必要的能量和营养成分。因此，孕中期是妊娠中最重要的时期之一。从怀孕中期到晚期，对于孕前正常体型的孕妇，建议每周增加 0.37 千克的体重。在这段时间内，要保证每天至少吃一个鸡蛋，并且每次都是新鲜鸡蛋。

日常饮食建议提高热量的摄入。粮食类食品的每日摄入量应在 275 ~ 325 克；确保摄入充足的蛋白质，每日大约 20 克的豆类及 10 克坚果，并在肉、禽、蛋、鱼等食物中交替选择，摄入量 150 ~ 200 克。适量补充维生素和矿物质，建议每周食用动物的肝脏或动物血 1 ~ 2 次。适当多吃富含纤维素的食物，每日蔬菜摄入量 400 ~ 500 克，水果摄入量 200 ~ 300 克，适量吃新鲜水果，如苹果、橘子；多吃蔬菜，其中大约 1/2 属于有色叶菜类。食用植物油适量，建议每日 25 克。适量的糖和盐是很重要的营养基础条件，也是维持机体健康所必需的营养成分。孕期需根据不同季节选择合适的食物种类及用量。确保合适的脂肪摄入，提高维生素的摄取量，并适量增加钙的摄入。

♡孕晚期（孕 28 周后）

在这一时期，母体的基础代谢率达到顶峰，胎儿各个器官和组织的增长速度也是最快的，同时胎儿的生长速度也是最快的，胎儿体内的营养储存速度也是最快的，因此，建议在孕中期膳食的基础上，对孕晚期的膳食进行相应的调整。

可以在孕中期膳食的基础上加一杯牛奶或豆浆，主食在孕中期摄入量的基础上增加 25 ~ 50 克。孕妇在孕晚期常有饱腹感，需要少食多餐，一天吃 6 ~ 7 餐。为了防止低血糖的发生，可以随身携带一些坚果、糖果。

孕期体重管理

体重是反映营养状况的客观指标之一，也是判断能量平衡的最好指标。

每个人应根据自身的体重及变化适当调整食物的摄入量和种类，主要是调整供能较多的食物。

孕期体重增长多少适宜，需要参考孕前体重。建议每位孕妇学会监测体重的增长情况。

单胎妊娠妇女体重增长范围及孕中期和孕晚期每周体重增长推荐值如下。

妊娠期妇女体重增长范围及孕中晚期每周体重增长推荐值

妊娠前体重指数分类	总增长值范围（kg）	孕早期增长值范围（kg）	孕中晚期增长值均值及范围（kg）
低体重（BMI<18.5 kg/m^2）	11.0 ~ 16.0	0 ~ 2.0	0.46（0.37 ~ 0.56）
正常体重（18.5 kg/m^2 ≤ BMI< 24.0 kg/m^2）	8.0 ~ 14.0	0 ~ 2.0	0.37（0.26 ~ 0.48）
超重 (24.0 kg/m^2 ≤ BMI < 28.0 kg/m^2)	7.0 ~ 11.0	0 ~ 2.0	0.30（0.22 ~ 0.37）
肥胖 (BMI ≥ 28.0 kg/m^2)	5.0 ~ 9.0	0 ~ 2.0	0.22（0.15 ~ 0.30）

妊娠前体重：妊娠之前 3 个月内的平均体重。

分娩前体重：分娩前一周内最后一次称量的体重。

孕早期体重增长值 = 妊娠 13 周末体重（kg）− 妊娠前体重（kg）。

孕中期体重增长值 = 妊娠 27 周末体重（kg）− 妊娠 13 周末体重（kg）。

孕晚期体重增长值 = 分娩前体重（kg）− 妊娠 27 周末体重（kg）。

妊娠期体重总增长值 = 分娩前体重（kg）− 妊娠前体重（kg）。

体重指数（BMI）= 体重（kg）/ 身高米数的平方（m^2）

测体重的注意事项：清晨排空膀胱以后，穿同样的衣服，使用同一体重秤，测量前校准零点。

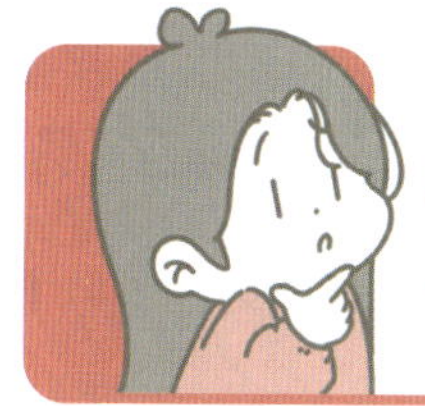

孕妇为什么要保持充足的水分摄入？

写在前面的碎碎念

很多孕妇都有过这样的体验：怀孕之后非常容易口渴，总是想喝水。

主要是因为怀孕后会产生羊水，而羊水主要就是由水构成的，只有摄入足量的水，才能保证羊水的质和量。

同时，充足的水分摄入还有助于身体排毒及其他活动。另外，孕妇喝足够多的水，可以帮助身体吸收更多的营养，也能预防各种妊娠问题，如便秘、尿路感染等。

❖ 孕期应该选择什么水？

有些孕妇不喜欢喝白开水，倾向于咖啡或果汁。喝咖啡会刺激肠胃，而喝果汁虽然看似无害，还富含各种维生素，但也不能忽视其含糖量，过量饮用会导致孕妇血糖升高、体重增加，从而引发妊娠糖尿病。所以喝饮用水是孕妇最好的选择。饮用水包括矿泉水、纯净水和包装饮用水 3 类，矿泉水可以补充一定的矿物质，最接近健康水，长期饮用纯净水会导致矿物质缺乏。但论补水来说，还是以纯净水和包装饮用水为主。因此在补水选择上应遵循多样化，相互补充，才能满足人体需要。

❖ 孕期该如何喝水？

孕妇喝水应该遵循一定的规律，建议每天至少喝 6 杯水，分别在清晨起床后、上午 10 点左右、午餐后 1 小时、下午 4 点、晚餐后 1 个小时、睡前。

但如果孕妇已经出现了严重水肿，就要注意适当控制喝水量，并及时就医，监测血压、肾功能、尿蛋白指标，以免加重水肿，忽略了孕期的其他并发症。

- 医师有话说

与每天饮用的白开水相比，富含矿物质的水营养价值更高。矿泉水中的矿物质可以为孕妇和胎儿提供必需的微量元素。

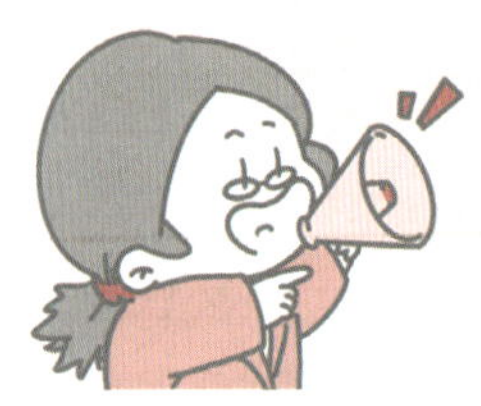

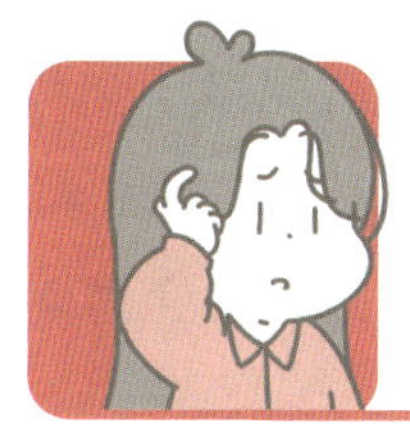

孕妇如何补钙？

写在前面的碎碎念

孕妇如果缺乏一定量的钙元素，会出现牙齿松动、四肢无力、腰酸背疼、头晕等不适症状，严重时还可能引发肌肉痉挛，导致小腿抽筋、手足麻木，以及妊娠高血压等问题。

缺乏足够的钙元素也会导致胎儿宫内生长缓慢，引发新生儿先天性佝偻病和低钙惊厥，进而影响婴儿的出牙期和牙齿排列，同时还可能引发婴儿先天性喉性喘鸣、水肿和免疫功能下降等问题。

许多人对于补钙有以下几点误解

补钙会导致胎儿头太硬，不好生？

假的

钙不会直接在胎儿头骨沉积，也不会造成头骨变硬。

只要胎儿正常发育成熟，头骨都是硬的。但胎儿的颅骨并不是一块完整的骨头，而是由额骨、颞骨、顶骨各两块及枕骨构成，骨与骨之间有缝隙，而缝隙与囟门间有软组织遮盖。当顺利分娩时，在产道挤压之下骨缝能够闭合。

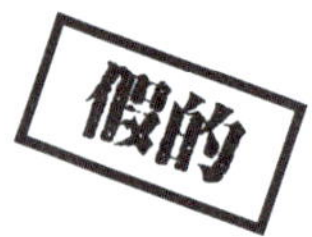

孕晚期补钙，会导致胎盘钙化？

孕晚期 28 周后开始补钙，不但可以增加钙的吸收利用率，满足孕妇及胎儿的钙需要量，而且不增加胎盘钙化的概率。因此推荐孕 28 周后适当增加钙剂，同时科学指导孕妇合理膳食。

补钙会导致孕期便秘？

适量合理补钙并不会导致便秘。在孕期，由于子宫体膨大对结肠的压迫，孕妇的内分泌水平也会发生变化，导致体内的孕激素水平下降，从而降低了胃肠平滑肌的张力，而且怀孕后减少运动量，是造成便秘的主要原因，这与补钙并无绝对关系。

孕期的不同阶段该怎么补钙？

孕早期：800 毫克 / 天

孕早期时，日常多吃富含钙质的食物，多晒太阳，就可以获取一天所需的钙质了。

孕中期：1000 毫克 / 天

孕中期是胎儿的快速生长期，此时对于钙质的需求增大，除了日常饮食，还要适当补充钙剂。

同时，也要注意多晒太阳帮助吸收维生素 D，促进钙的吸收。

中国营养学会建议：孕 14 周开始，每日常规补充 600 毫克口服钙剂，并覆盖整个孕期。

孕晚期：1200 毫克 / 天

随着胎儿的持续生长，对钙的需求量进一步增加。此时期，建议每日喝 500 克牛奶或者酸奶。

孕期补充钙剂时应注意摄入量，以免补充过多而增加微量元素（铁、锌、镁）的吸收。

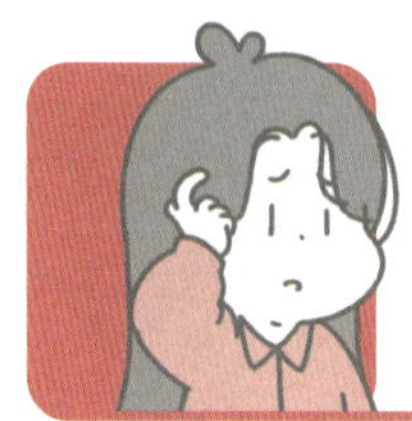

怀孕期间能吃火锅吗？

写在前面的碎碎念

火锅原料大多为羊肉、牛肉、猪肉，这些肉片中可能含有寄生虫或其幼虫。吃火锅的时候，通常会将新鲜的肉片放入沸腾的火锅中烫煮，然而这种短暂的加热并不能有效地消灭寄生虫或其幼虫。寄生虫或其幼虫一旦进入孕妇体内，可能会通过胎盘感染胎儿，严重情况下还可能导致胎儿小头、大头（脑积水）、无脑儿等畸形。

不过，孕妇不用过多担心，适量食用火锅，注意食材卫生，并不会影响孕妇和胎儿的健康。

—孕妇吃火锅的注意事项—

♡控制进食时间

有些孕妇钟爱火锅的氛围，进食时间常常会持续数小时，长时间坐着吃火锅，会增大消化道的负担，也容易引发炎症，带来不适，而且胎儿也得不到良好的生长环境。此外，若汤底炖煮时间延长，其所含营养成分逐渐减少，亚硝酸盐的含量会显著增加，从而影响胎儿的健康。

♡开大火煮熟

在享用火锅时，务必用高温煮沸，以保持汤水的沸腾状态，保证食物彻底煮熟。这样可以有效消灭有害病菌和寄生虫。

♡做好卫生工作

卫生工作需做好，特别是使用的火锅多为铜制，如果不清理干净，会带有有毒物质。因此在食用前，务必要把锅清洗干净，同时要保证食材的新鲜、卫生。

♡不要煮得太久

一些孕妇为补充营养，选择诸多食材搭配，这自然没问题，但是如若将其在火锅中煮食太久，就会破坏其原有的营养成分，因此煮食材时一定要把握时间。

♡不要进食太烫食物

太烫的食物会损伤口腔和肠胃黏膜，引发炎症。将经过涮烫的食物置于碗中，等待温度降低后再进食。

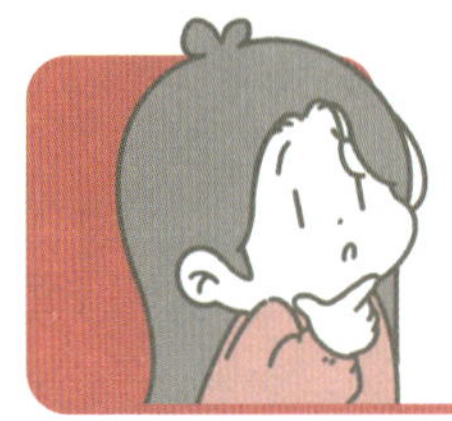

怀孕能喝咖啡吗？

写在前面的碎碎念

对于面临巨大工作压力或无法戒除饮用咖啡习惯的孕妇而言，适量饮用咖啡是可以的，但不要过于频繁。

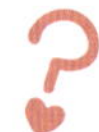

对于那些已经或即将迎来新生命的孕妇而言，建议每日的咖啡因摄入量不超过 200 毫克。简单来说就是怀孕的时候，咖啡因在身体里的代谢时间会成倍的延长。这样一来，咖啡因就会在身体里积累起来，还会通过胎盘影响到宝宝的成长。这可能会让宝宝生长缓慢、发育瘦小，最严重的情况还会导致流产、早产。

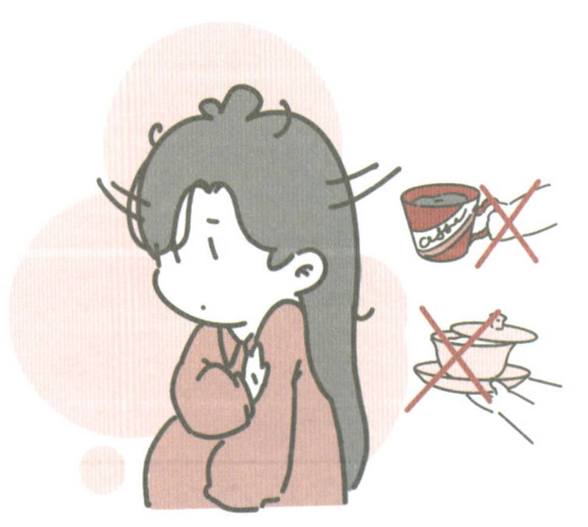

咖啡因对胎儿的兴奋作用是很明显的，胎动频率会增加，幅度会

增大。咖啡因有收缩血管的作用，可影响胎儿发育，因此，建议孕妇还是减少咖啡因的摄取。

大量摄入咖啡因还可能会降低铁的吸收率，从而导致孕妇或胎儿贫血，摄入过量还可能影响胎儿生长发育。

- 医师有话说

在孕期，饮用咖啡可能会增加流产的风险，这对于孕妇和胎儿来说都是不利的。虽然可以偶尔饮用，但为了自身和胎儿的健康，最好避免饮用。

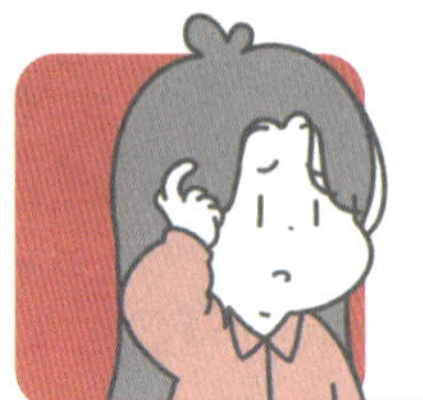

孕期多吃葡萄，能生出大眼宝宝吗？

宝宝眼睛的大小和宝宝的长相，很大程度上取决于父母遗传基因。

如果父母双方眼睛都大，那么生出来的宝宝眼睛大的概率会很高。

如果父母双方一个小眼睛一个是大眼睛，那么生出来的宝宝眼睛可能大，也可能小。

如果父母双方眼睛都小，那么宝宝眼睛小的概率就很大。

除此之外，眼球颜色和睫毛长度也会受遗传因素的影响。深色眼球对于浅色眼球来说是显性遗传；长睫毛对于短睫毛来说是显性遗传。

在孕期吃葡萄有什么好处呢？

◆有医学研究表明，孕妇吃葡萄确实对胎儿的眼睛有好处，但不会有大眼效果。

葡萄籽里面含有原花青素，具有抗氧化和去除过氧化自由基的能力。

花青素还可以促进眼睛微循环，有助于视力的改善。

◆葡萄还能大补气血，舒筋活络，缓解盗汗虚证、筋骨湿痹，可以肥健耐饥，忍风寒，通淋逐水，止渴安胎。

◆葡萄还具有抗炎、调节肠道、抗癌及保护心脏的作用。

在怀孕期间的水果摄入量

孕早期饮食应保持与孕前一致，每日摄入水果 200 ~ 300 克。在选择水果时，应以中性水果为主，如西柚、苹果、李子等。

在孕中期和孕晚期，建议每日的水果食用量为 200 ~ 350 克。

孕中期这个时间段的胎儿正在飞速成长，孕妇也正是孕妇胃口大开的时候，可以选择樱桃、橙子等水果。在孕晚期则可选择猕猴桃、橙子、梨等水果。

在孕晚期，许多孕妇的睡眠质量可能会受到影响。在这种情况下，适量食用梨是一个明智的选择，因为梨中含有丰富的水分和 B

族维生素等成分，这些成分可以有效地镇静安神，同时还能预防高血压的发生。但梨性寒，也不能过量食用，会伤脾胃。

- 医师有话说

需要注意的是，水果不能替代蔬菜和主食。在孕期饮食搭配时，孕妇应确保自身和胎儿的身体健康。总之，孕期适量多吃葡萄对胎儿的眼睛健康有一定帮助，但并不能确保生出大眼宝宝。为了胎儿的健康成长，孕妇还需要关注其他方面的营养摄入和生活习惯。

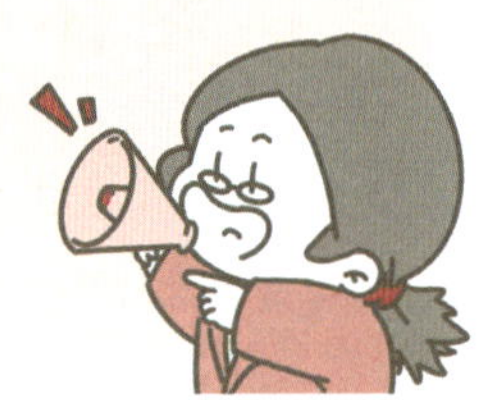

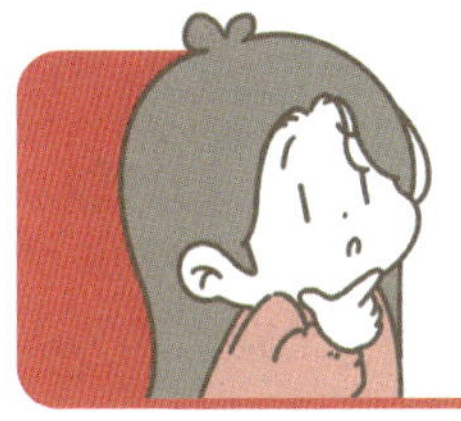

怀孕后为什么更容易发生便秘？

怀孕期间经常出现便秘，是一种非常普遍的症状，尽管看似微不足道，但实际上可能带来诸多负面影响，如腹胀、腹痛、流产、早产、胎膜早破、肠梗阻等，甚至可能导致分娩过程中胎头下降等，对母婴健康造成严重影响。

孕期便秘的发生与体内激素水平的变化密切相关，因孕激素的作用会导致肠道蠕动减缓，从而延长食物在胃肠道的停留时间。随着胎儿的成长，子宫的逐渐扩大也会对肠道的蠕动产生影响，从而对盆底、膈肌和腹肌造成压迫，最终导致便秘的发生。此外，饮食过于精细化、孕期服用铁剂等药物过量、孕期活动量减少等也有可能影响排便。

如何改善便秘？

♡合理饮食

◆经常食用富含膳食纤维的食品，以维持身体健康。

膳食纤维可以促进肠蠕动，增加大便含水量。每日摄入膳食纤维 25 ~ 35 克，对缓解孕期便秘有利。绿叶蔬菜、水果、全谷物、豆类、菌藻类等食物都是膳食纤维的良好来源，但是需要注意的是，膳食纤维的摄入应该逐渐增加，而不是一下子吃太多，否则很容易出现过度排气的情况。

◆清淡饮食，少油腻，避免辛辣刺激的食物。

过多的油脂会加重便秘，因此，不建议孕妇吃油炸、煎炸、烟熏、烧烤的食物，烹饪时建议使用植物油，如玉米油、花生油、菜籽油等，不建议用动物油。另外，辛辣刺激的食物也会加重便秘，所以出现便秘时，孕妇要尽量避免吃辣椒等辛辣刺激的食物。

◆少食多餐。

孕妇可以采用少食多餐的饮食模式，每次进食以八分饱为宜，过饱可能会加重肠胃负担，影响肠胃蠕动能力，从而影响消化。孕妇在日常饮食中应尽量避免摄入容易引起肠胃不适的食物，以免导致排便不畅。

♡饮水量充足

喝水量少也会导致大便干结，使排便更加困难，孕妇在孕早

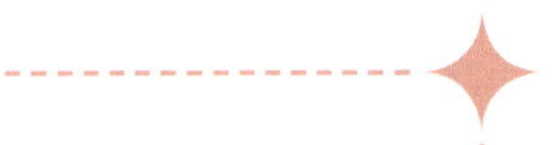

期应每天保证 1500 ～ 1700 毫升的饮水量，孕中晚期每天保证 1700毫升的饮水量，帮助排便顺畅。建议选择白开水、矿泉水，不建议喝含糖饮料和果汁。

♡适度的运动

在没有运动禁忌的情况下，孕妇可以适当做一些安全的运动，如散步、孕妇操、孕妇瑜伽等，既有利于孕期体重管理，又可增加肠道动力，有助于排便，但运动不要过度，应循序渐进，量力而行，持之以恒。

♡良好的排便习惯

规律的排便对缓解便秘有利，有便意时应立即如厕，不要憋大便。在排便时，注意控制时间，最好控制在 15 分钟以内。同时，在排便困难的情况下，不要过度用力。如厕时应注意力集中，尽量不要在排便时玩手机、阅读等，影响排便时间。另外，为了养成规律的排便习惯，建议每天在同一时间段内排便，例如每天清晨起床后，可按照个人习惯的时间安排。

♡保持良好的情绪

情绪异常可能导致便秘的发生率提高，而紧张、抑郁、焦虑等心理因素则可能引起神经功能紊乱，从而增加排便的难度。另外，不良的生活方式也可能导致便秘，如饮食不当和缺乏运动等都可能引起肠道菌群失衡而引发便秘。

因此，维持稳定的情绪和保持充足的睡眠是至关重要的。

♡在医生评估下合理用药

乳果糖：是由半乳糖和果糖组成的，进食后其通过保留水分，增加粪便体积，刺激结肠蠕动，缓解便秘，同时恢复结肠的生理节律，是治疗孕期便秘常用的药物。

容积性泻药：服药时需摄入足够量的水，其能够起效较慢，仅适用于轻度便秘患者。

益生菌制剂：孕期使用有较好的安全性，其能够调节肠道菌群，软化粪便，促进肠蠕动。

但以上所有用药均需在医生指导下使用，切勿自己用药，避免用药不当。

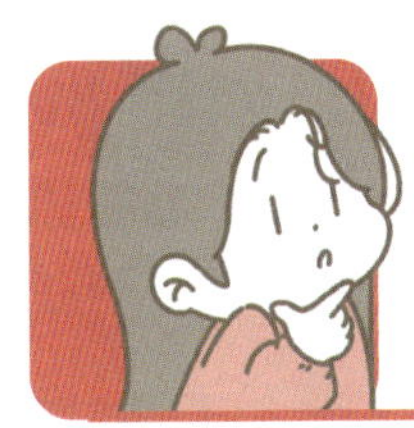

孕期怎么吃才能“长胎不长肉”

随着生活水平的提高，国民营养保健意识也在不断提升，大家都知道孕期营养很重要，孕期营养不良直接影响胎儿的生长发育，那么该如何在孕期既保证胎儿的营养需求又保证孕妇体重增长不超标呢？

从医学的角度讲，孕期合理营养对降低胎儿出生缺陷、降低妊娠期并发症、促进子代近期及远期健康很重要。

孕期营养过剩会导致孕妇增重过多，进而导致巨大儿的发生率增加，难产率、剖宫产率也随之提高，同时增加妊娠期相关并发症的发生率，如妊娠糖尿病、妊娠高血压等。

在孕期，如何有效地管理营养摄入和控制体重增长，是一个需要认真思考和解决的问题。首先要计算孕前的BMI，确定孕妇的体型，根据不同体型，计算孕期的总增重，制订个体化的膳食处方。

怀孕期间想要达到“长胎不长肉”的效果，就一定要“管住嘴、迈开腿”。

孕早期，胎儿的生长发育相对缓慢，孕妇需要了解胎儿对营养的需求量差异，以避免过量补充营养；孕中期以后，胎儿快速生长发育，孕妇对营养的需求增大，应合理增加食物的摄入量。

主食方面，全谷物、豆子类是不错的选择，它们能让血糖慢慢升，不容易忽高忽低。需要补充蛋白质，比如瘦肉、鱼、鸡蛋和低脂奶制品，这些能给胎儿的大脑和肌肉补充能量。还要补充深海鱼、坚果和橄榄油，里面含有的ω-3脂肪酸对胎儿的神经系统特别有帮助。多吃纤维多的食物，比如蔬菜、水果，能预防便秘，还能控制孕期体重。最后，喝水也很重要，每天需喝足够的水，这样才能保持身体营养平衡，运作正常。

在控制饮食的同时，注意保持合理的运动量。如果没有运动禁忌（宫颈功能不全、前置胎盘等），没有阴道流血、阴道流液、腹痛的症状，孕妇可以做适量的中等强度的运动，如散步、孕妇瑜伽、有氧操等。

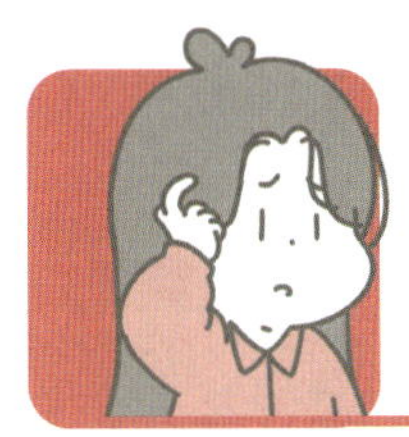

孕期需要补充孕妇奶粉吗

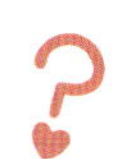

写在前面的碎碎念

可以喝，但不是必需。

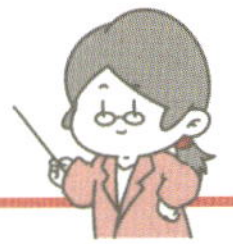

什么是孕妇奶粉？

孕妇奶粉是以牛奶为原料，加入对孕期营养吸收有益的物质，如钙、铁、锌等矿物质，及叶酸、维生素 B_{12} 及其他各种维生素，必需脂肪酸如 α-亚麻酸、亚油酸和 DHA，还有一些孕妇奶粉会专门加入活性 BL 双歧杆菌。孕前体质差导致营养不良、孕期孕吐严重、孕期偏食、厌食严重，以及胎儿发育过缓的孕妇，可以选择适量喝孕妇奶粉，以保证自身和胎儿生长发育所需的营养。

孕期喝孕妇奶粉，宝宝会发育得更好吗？

不一定。

如果孕妇在日常的饮食中营养均衡，搭配合理，那么孕妇奶粉其实没有必要追加。

个别孕妇需追加营养时，医生在产检时会告知，可在医生指导下酌情补充，切忌盲目地大量喝孕妇奶粉。

贫血或者缺钙较重的孕妇需经常到医院复查，并根据医生指导合理安排日常饮食或营养元素。

哪些孕妇不需要补充孕妇奶粉？

✚患有妊娠糖尿病的孕妇

奶粉中糖分较多，患妊娠糖尿病的孕妇饮用孕妇奶粉可能存在血糖异常的危险。患有妊娠糖尿病的孕妇若经常喝孕妇奶粉或吃含糖量比较多的食物，就会使糖尿病病情加重，增加胎儿缺氧风险。因此这类孕妇应从身体角度考虑，慎重选择，避免不良的妊娠结局。如需通过奶粉补充某些营养物质时，可请专家或医生给予建议，科学合理地配合膳食补充。

✚体重超标的孕妇

孕妇奶粉中虽包含了很多营养物质，但所含的热量也很高。如果这些营养也被补充到体重超标的孕妇身上，就有可能造成这类孕妇营养过剩、体重进一步超标，甚至巨大儿的发生。因此，对体重超标的孕妇来说，要考虑到自己及胎儿的身体健康，尽量避免食用孕妇奶粉。

✚体重增长过快的孕妇

在怀孕之后，孕妇成了全家人最关注的对象，在饮食搭配上会给孕妇补充营养提供很多渠道，这很容易导致一些孕妇因为“太补”而体重增长过快，再加上孕期行动不便，多余的营养无法吸收，日积月累，造成孕妇的体内营养物质堆积得越来越多，体重也随之增长。如果再补充孕妇奶粉，只会加重身体的负担。应该根据不同体型，计算孕期的总增重，制订个体化的膳食处方。

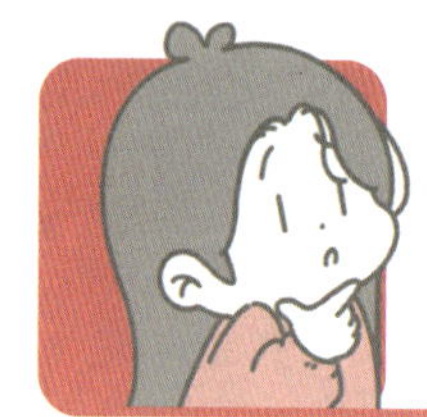

孕妇如何科学控糖？

—孕妇易患上糖尿病的各种因素—

年龄因素

年纪较大的孕妇，特别是 30 岁及以上的孕妇，患上妊娠糖尿病的风险会增加。

发生这种情况的原因是，随着年龄的增长，体内的胰岛代谢功能会逐步下降。孕妇常常摄入大量的糖分，长时间糖分代谢异常，她们患上妊娠糖尿病的风险会大大增加。

体形偏胖

体形偏胖的人体内的脂肪细胞会变得更加肥大，这使得身体对胰岛素的反应变得不那么敏感，从而增加胰岛的“工作压力”，使得血糖难以得到有效的管理。

如果孕妇长时间保持不良的饮食习惯，或面临巨大的压力，那么她们需要寻找方法来调整。因为在怀孕期间，过度的饮食和压力可能会导致体重难以维持，增加患上妊娠糖尿病的风险。

❖ 遗传因素

遗传因素在一定程度上也会影响孕妇患糖尿病的风险。

如果一个家庭中的近亲患有糖尿病，那么这位孕妇患上妊娠糖尿病的风险会显著增加。因此，对于有相关家族史的孕妇来说，一定要注意定期进行血糖监测，并及时与医生沟通病情变化及治疗方案。对于这种类型的孕妇，建议在孕期内进行常规的血糖监测，这样可以及时检测到血糖的异常变化。

❖ 内分泌因素

在怀孕期间，孕妇的内分泌系统可能会经历显著的变化，导致某些激素的分泌量显著增加。

在妊娠的中后期，孕妇体内一些激素和物质的作用与胰岛素相抵抗，如人胎盘催乳素、雌激素、孕激素、皮质醇及胎盘胰岛素酶等，会导致孕妇对胰岛素的反应能力随着怀孕周数的增加而降低。为了保持正常的血糖水平，身体需要更多的胰岛素。如果孕妇的胰腺不能产生足够的胰岛素来满足这一增加的需求，血糖水平就会上升，从而可能导致那些之前没有糖尿病的孕妇发展成妊娠糖尿病。特别是那些具有高风险因素的孕妇，她们发展成妊娠糖尿病的风险更高。简而言之，随着怀孕进展，孕妇体内抗胰岛素物质增多，导致胰岛素需求量增加，若胰岛素分泌不足，就会引发妊娠糖尿病，特别是有高危因素的孕妇。

—科学的控糖方法—

♡孕前全面体检

检查项目：空腹及餐后两小时血糖、糖化血红蛋白、甲状腺功能、尿常规、肝肾功能、血脂、血压、心电图、眼底检查等。妊娠糖尿病患者要详细掌握妊娠对疾病的影响。

♡体重的控制

◆孕前减重：对于糖耐量异常、空腹血糖受损的超重的女性，孕前可通过调节饮食和运动减轻体重，使 BMI 控制在 18.5 ~ 24.0 千克 / 米 ^{2}。

◆孕期控重：应根据不同孕前体重及妊娠期体重增长速度来控制。患有妊娠糖尿病的孕妇在控制每天总热量摄入的同时，也要避免能量限制过多。

能量摄取不足可引起饥饿性酮症，给孕妇及胎儿带来不良影响。

◆饮食控制：妊娠糖尿病主要靠饮食管理，即使应用胰岛素，也要合理饮食。从食物成分上看，对血糖有直接作用的是碳水化合物含量丰富的主食，所以患有妊娠糖尿病的孕妇饮食调整的关键点在于主食的选择上。

早上：孕妇奶粉（无蔗糖）30 克 + 1 只鸡蛋 + 全麦方包 1 ~ 2 片；中午及晚饭：米饭或面条（50 ~ 125 克）+ 肉鱼豆（如瘦肉 50 ~ 75 克）+ 蔬菜 250 克 + 烹调油 20 ~ 30 克。上午及下午加餐：水果 1 个。睡前加餐：孕妇奶粉（无蔗糖）30 克 + 少许坚果如核桃、杏仁。还需要多喝水，服用多种维生素矿物质补充片及钙剂，避免含糖的糕点、饮料和油炸食品。

应在两餐中间加餐 1 ~ 3 次，分别在正餐之间、临睡前或运动前。加餐的占总热量 5% ~ 10%，即从三餐中分出部分食物，加餐不加量。烹调方法应以蒸、煮、烧、凉拌为主，避免油炸。应遵循“三少一多”，即无糖、低盐、少油、多喝水。

上述主食量及餐次分配与中等身材、身体活动水平为轻中度的单胎孕妇大体相适应，应依据体重变化及血糖谱个体化调节。

对于患有妊娠糖尿病的孕妇，建议以富含膳食纤维的燕麦片、荞麦面等粗杂粮为主，还要包含新鲜水果、蔬菜、藻类等。

粗粮的好处是可以稳定运送葡萄糖进入血液，同时其还有的大量膳食纤维、植物固醇等，能够调整肠道菌群，调节糖脂代谢，促进营养吸收。如果患有妊娠糖尿病的孕妇消化能力较弱，不一定能忍受比较粗糙的、坚硬的杂粮饭的话，可通过调整配方或减少杂粮比例来解决。

♡调整心理和情绪问题

◆高度重视并有效地调整负面情绪。由于负面情绪可能导致体内胰岛素的抵抗增强，长时间心理及情绪问题还可能引发抑郁症状。

与普通人相比，患有妊娠糖尿病的孕妇在情感和情绪上的变化更为显著。因此，她们需要合理地规划自己的生活和工作，以缓解家庭和工作带来的负担。

◆家庭成员应参与孕期血糖的科学管理中，家庭成员的全力支持和积极配合能帮助患有妊娠糖尿病的孕妇更加从容地应对妊娠期高血糖的问题。

♡培养锻炼的好习惯

通过运动疗法，患有妊娠糖尿病的孕妇可以有效地管理体重，促进良好的睡眠，并减轻腰背酸痛、腹胀和便秘的症状。

孕妇也可以根据场地和自身兴趣来选择合适的体育活动，如散步、游泳、瑜伽和上肢锻炼等。这些都是比较适合孕妇的运动方式。

在众多活动中，散步被认为是最受人们喜爱的一种，每周可以进行 3 ~ 5 次。每次散步时间控制在 30 ~ 40 分钟。

♡对血糖进行持续的监控和调节

根据医生的建议，应定期进行血糖的监测和记录，并在产前检查时进行评估。

♡采用药物进行治疗

部分患有妊娠糖尿病的孕妇对自己的疾病持避讳态度，不按照医生的建议使用药物或随意停药，有些甚至因为担心药物可能对胎儿产生不良影响或担心“成瘾”而坚定地拒绝用药。这些行为可能会导致血糖水平不稳定并引发母胎并发症。

我们必须明白，胰岛素并不会给胎儿带来出生时的缺陷。而且即使孕期需要使用药物控糖，部分孕妇在产后血糖水平会渐趋于正常水平，不需要持续性地使用胰岛素。

♡密切关注母体和胎儿可能出现的并发症

应定期进行产前检查，密切关注母婴可能出现的并发症，同时监控胎儿的生长和发育状况，并及时进行诊断和治疗。

♡产后的母乳喂养和随访

◆倡导以母乳为食的喂养方式。

对于患有妊娠糖尿病的孕妇来说，无须过于担心母乳的品质，因为母乳不仅能够充分满足孩子的营养需求，还有助于降低他们未来患上糖尿病的可能性。

此外，母乳喂养有助于患有妊娠糖尿病的孕妇在产后更好地控制血糖水平，促进身体恢复，修复子宫，并在产后进行瘦身和塑形。

◆产后应进行定期的随访检查。

建议所有患有妊娠糖尿病的孕妇产后 6 ~ 12 周进行口服葡萄糖耐量试验（OGTT）。

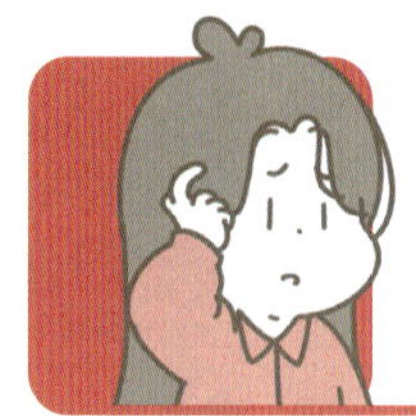

叶酸可以食补吗

能不能通过食物补充叶酸呢？

人体真正能从食物中获得的叶酸并不多。

首先，富含叶酸的食材包括绿叶蔬菜、动物肝脏、豆类、蛋类和奶类。然而，当叶酸暴露于光线或高温环境中时，其稳定性会受到影响，从而导致其活性丧失。蔬菜贮藏 2 天后叶酸会损失 50% ~ 70%，加热等烹饪方法也会使食物中的叶酸损失 50% ~ 95%。

叶酸只靠食补就可以吗？

经过加工后的食物，其中的叶酸含量会大大流失，真正能被人体吸收的叶酸也就所剩无几了。而对于喜爱肉类的孕妇来说，食补叶酸那点量就更不值得一提了。因此，食补叶酸的同时，还需服用叶酸增补剂。孕中、孕晚期叶酸补充剂量为每天 400 微克。

购买哪种叶酸补充剂合适呢？

市面上的叶酸补充剂有各种品牌、各种规格，还分合成叶酸、天然叶酸、活性叶酸等。孕妇确实容易选择困难。在购买叶酸补充剂时，建议优先考虑叶酸代谢的能力。

叶酸代谢能力是指个体对叶酸吸收利用的能力，可以在孕前做一项叶酸代谢遗传检测，就能了解自己的叶酸代谢能力。如果叶酸代谢正常，服用普通叶酸即可。如果存在叶酸代谢障碍，建议购买活性叶酸。

相较于一般的合成叶酸，活性叶酸具有更高的吸收利用率，因为它无须体内酶的催化作用即可直接被利用。

叶酸什么时候开始服用？

备孕和孕早期无高危因素的孕妇，建议从怀孕前 3 个月开始补充叶酸，直到怀孕满 3 个月，叶酸每天需补充 400 ～ 800 微克。孕妇之前有神经管缺陷病史的或父母双方有一方得过此病的，建议从孕前 1 个月就开始补充叶酸。自己曾经有先天性缺陷家族史（先天性脑积水、先天性心脏病）的孕妇，或者有此类疾病生育史的，建议从怀孕前 3 个月开始补充。自己还有其他疾病史或生育疾病史的孕妇，具体补充量和补充时间需遵医嘱。

要严格控制叶酸补充的剂每日服用量，以避免对孕妇和胎儿产生不良作用。而在叶酸的补充剂量方面，在孕早期建议每天补充叶酸 400 微克，部分有过神经管畸形孕产史或存在叶酸代谢障碍的孕妇，在医生的指导下可每天补充 800 微克以内的叶酸量。

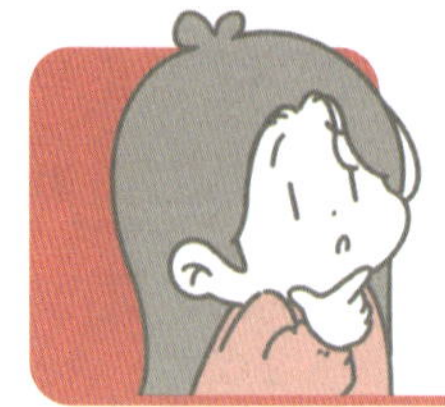

孕妇如何选合适的内衣

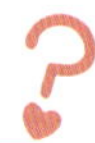

什么时候需要换内衣？

第一阶段

一般孕妇怀孕之后三个月身体才会有明显变化。因此，在最初的三个月内，孕妇可以继续穿着先前的内衣，但是应该优先选择舒适的面料。

第二阶段

怀孕进入第三个月，乳房会比平时大一个罩杯左右。在怀孕的后几个月，乳房还会再增大一个罩杯。

第三阶段

乳房最明显的变化发生在产后的前几天，因为此时制造母乳的激素分泌量会激增，使得乳腺明显胀大、乳房明显增大。

第四阶段

哺乳期乳头变得敏感、脆弱，加上有汗液分泌，宜选用乳垫来保护。使用乳垫还可以帮助吸收多余乳汁，从而维持乳房的舒适和健康。

孕妇所承受的身体负荷之一便是乳房的膨胀，这是因为孕妇的乳房重量一般比平常增加 1 千克。对于那些胸部较小或初次怀孕的孕妇而言，这种情况就更加明显。

怀孕期间乳房的重量增加，胸下围增大，这时最好穿有软钢托的胸罩，如无支撑物，孕期的乳房外形会很容易发生改变。

挑选胸罩的注意事项

舒适性√

舒适的胸罩，穿戴后应该与整个乳房紧密地贴合在一起。为了适应乳房渐渐胀大，乳房越来越丰满，可以选择可调整罩杯的款式，而且要选弹性较佳的胸罩肩带。此外，要为以后胸部的再发育预留一些空间，并且尽量选择全罩杯或者 3/4 罩杯款式的胸罩。

面料√

一件优质的棉质胸罩是确保内衣舒适、吸汗、透气的最佳选择，那些漂亮的蕾丝胸罩应该暂时搁置，以免对肌肤造成过敏等不良影响。

肩带√

在选择胸罩肩带时，应优先考虑宽肩带，特别是对于已经怀孕超过六个月的女性，不应再容忍任何不必要的束缚和限制。适宜的

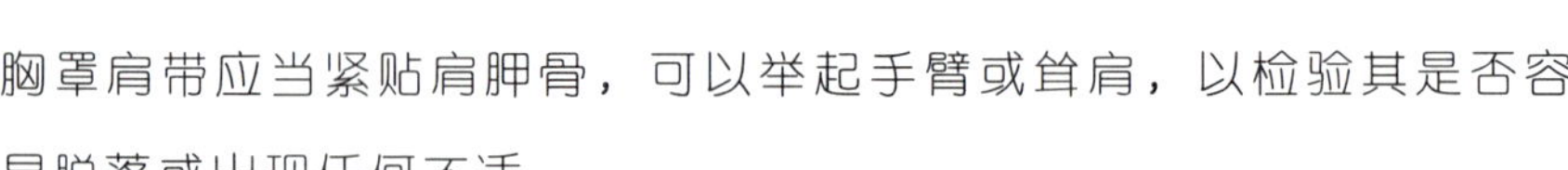

胸罩肩带应当紧贴肩胛骨，可以举起手臂或耸肩，以检验其是否容易脱落或出现任何不适。

支撑能力√

由于胸部的突然增大，应选择有软钢托支撑的胸罩，避免胸部下垂。

尺寸√

在购买孕妇胸罩和哺乳胸罩时，传统的测量方法往往行不通。虽然在购买胸罩时，大多数内衣店通常会有专业人员帮助测量，但很可能无法为这些特定胸罩的尺码提供合理的意见，因此可以多逛几家母婴用品店，请专业销售人员提供建议，推荐最适合的胸罩尺码。

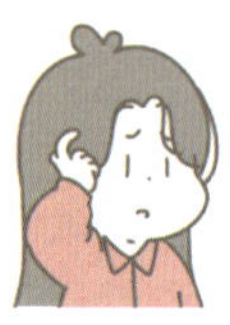

胸罩的穿戴有什么注意事项吗？

那就一起来看看吧！

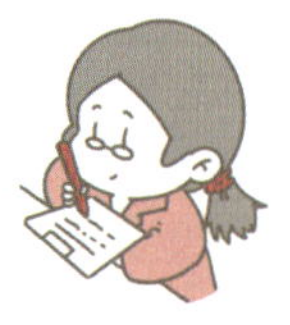

1

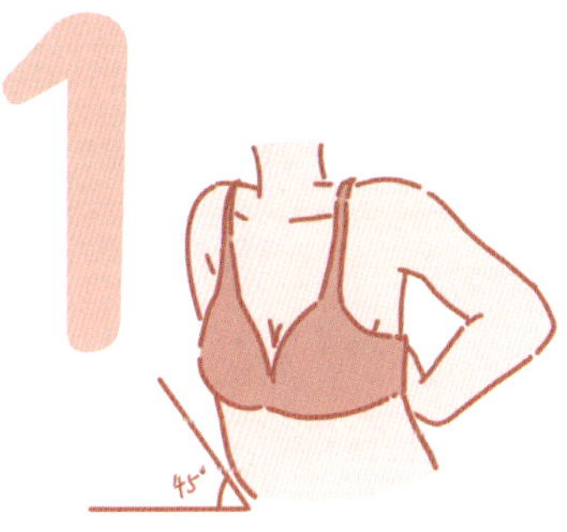

• 上身向前45°倾斜，让胸部进入罩杯，双手握住胸罩边带滑向身后扣上背扣

2

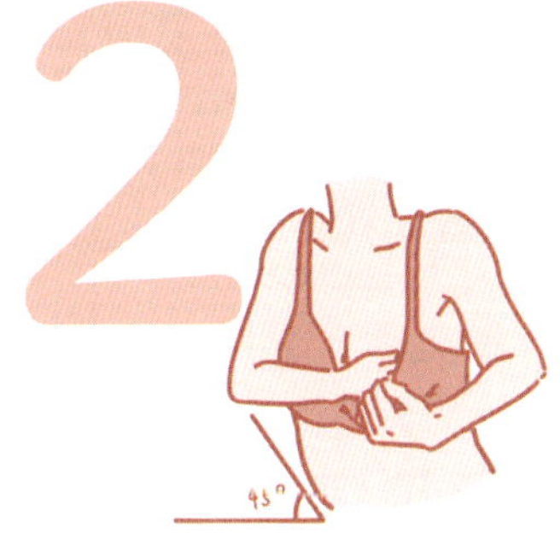

• 调整乳头位置于罩杯尖端

3

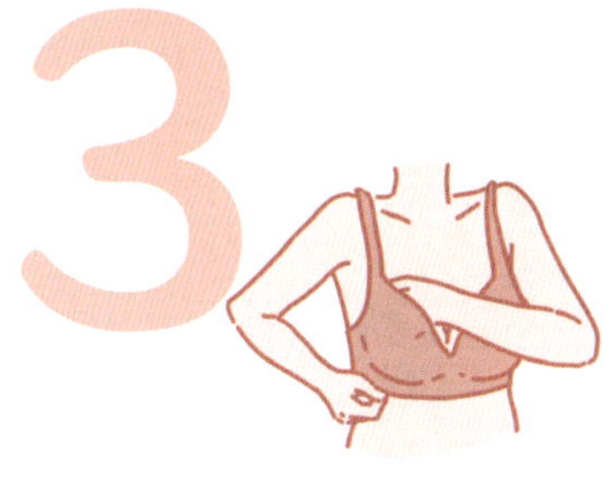

• 站直再调整，将外露肌肉拨入胸罩内

4

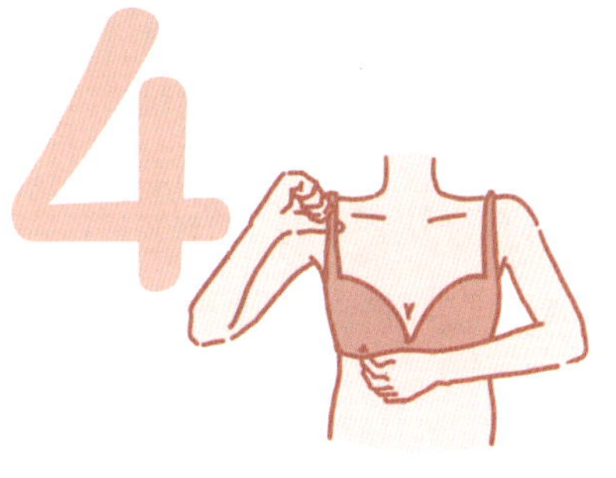

• 以双手调整肩带，留出一指宽，将两侧肩带拉平无皱

5

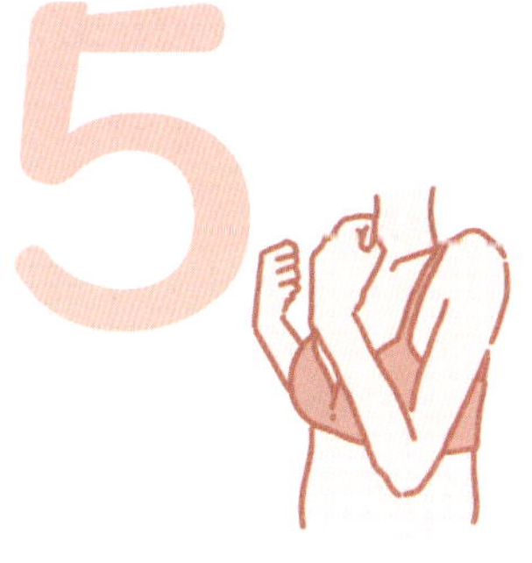

• 检查肩带是否会脱落，底部是否呈水平状态，是否舒适

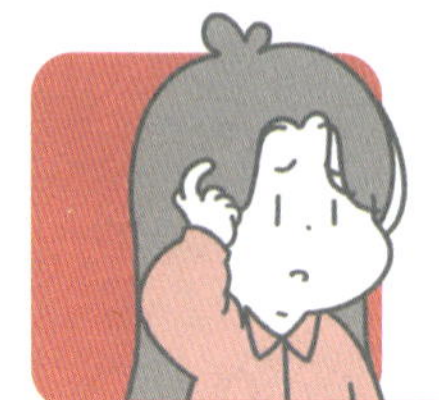

怀孕后不能用护肤品吗？

孕期是一个复杂而漫长的过程，其影响因素主要涉及遗传、饮食、烟酒、熬夜等多个方面，与护肤品关系不大。

—孕妇选择护肤品需避开的几种成分—

维 A 酸类

维生素 A 通常是以维 A 醇、维 A 酯和维 A 醛的形态出现在护肤品中，主要作用是抗痘、美白、抗老。口服维 A 酸会导致胎儿缺陷，外用含有维生素 A 的护肤品对胎儿有无影响暂不确定。为安全起见，建议停用。

✣ 水杨酸

可以去除角质、治疗痤疮，常用于清洁、祛痘的产品。高剂量水杨酸不但可导致胎儿缺陷和妊娠并发症，而且刺激皮肤，不建议使用。

另外，如果孕期摄入过量的烟酰胺、视黄醇，也有致畸的可能，含有这些成分的产品一样要慎用。

✣ 对羟基苯甲酸酯

当孕妇使用含有对羟基苯甲酸酯的化妆品时，她们的子女超重的风险可能更高。对羟基苯甲酸酯是一种长期用于化妆品和身体护理产品中的防腐剂。大量的研究表明，这种化学物质能够模拟体内的雌激素，并可能干扰激素的正常功能。

- 医师有话说

市面上有很多所谓“自制”的产品，常常标榜自己是纯天然、不含防腐剂及任何化学物质，但往往这些产品没有经过严格的质检，本身的质量无法保证，成分也不是很明确，在清洁卫生、保质期方面都难以令人信赖，所以孕妇还是不要轻易尝试，选正规的产品更令人放心。

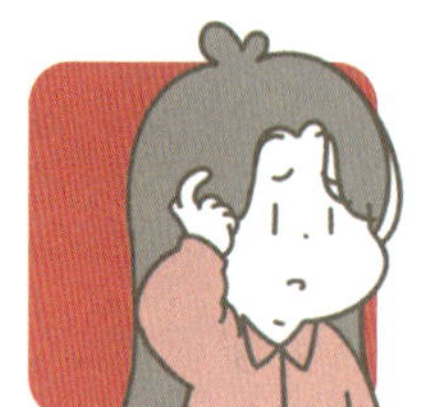

孕妇为什么不宜佩戴首饰

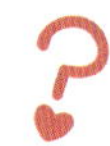

这主要是因为怀孕后，孕妇的新陈代谢发生了显著变化，容易出现水肿现象，即水钠潴留。因此，孕妇的手指、胳膊和下肢往往会变粗，尤其是在怀孕后期更为明显。正因如此，医生通常强调孕妇不宜佩戴戒指和手镯等首饰。

首先，大多数戒指的戒圈大小是固定的。孕妇在怀孕初期可能不会遇到问题，但随着手指逐渐变粗，戒指会逐渐变紧，从而影响血液循环。特别是在怀孕后期，当水肿严重时，戒指会变得更紧。如果孕妇没有及时将其摘下，可能会因为水肿严重而导致无法摘下。甚至有时需要通过专业人士使用专用器械才能帮助取下来。

固定大小的手镯也存在同样的问题，如果因为水肿无法取下，手镯甚至可能固定在手腕上，给孕妇带来不适，甚至可能影响分娩过程。

因此，孕妇在追求美丽的同时，也应以健康和安全为前提。在适当的时候摘掉不适宜的首饰，或者及时更换更大尺寸的饰品，并经常调整型号。并且记得，在去医院做产检或待产前，应该将所有饰品都摘下来。

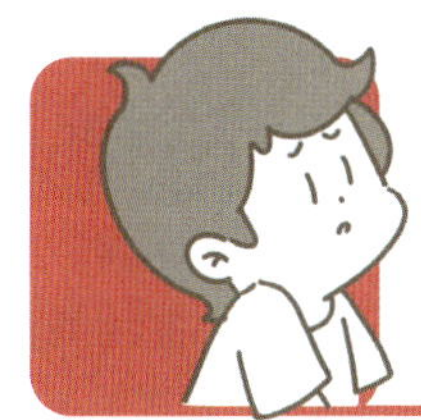

孕期可以养宠物吗？

可以，但不是所有人。

猫和狗身上存在着细菌、真菌、病毒等，养猫、养狗也确实存在着被传染的可能性。其中最令人担心的就是感染弓形虫。

人感染弓形虫症状一般较轻，但如果是孕妇感染弓形虫，则可能会对其造成严重影响。

孕早期感染弓形虫可能会导致流产、死胎、畸胎；孕中期感染弓形虫可能会导致死胎、早产、胎儿严重的眼脑部位疾病等。

如果有养宠物的需要，则应重点关注卫生及安全问题。

弓形虫病到底是什么？

弓形虫病，又称弓形体病、弓浆虫病，是由刚地弓形虫寄生于多种动物的有核细胞内引起的一种人畜共患疾病。

该疾病可感染人类及几乎所有恒温脊椎动物，其影响范围广泛。

弓形虫是如何感染人类的？

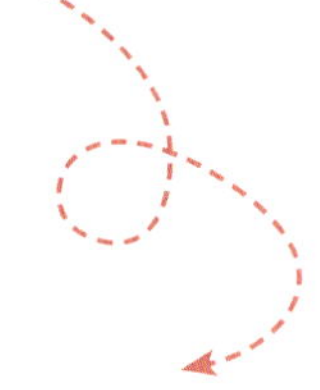

消化道接触感染

消化道接触感染是一种常见的弓形虫感染途径。弓形虫可以在动物体内寄生，如狗、猫、猪、牛、羊等。这些动物的粪便和尿液中可能含有弓形虫虫体。如果这些污染物进入食物或水源，人类在食用未经杀灭弓形虫处理的肉、奶制品，或在接触猫、狗粪便后未洗手的情况下，可能会感染弓形虫。

血液途径

血液途径也是弓形虫感染的一个可能途径。通过输血，弓形虫可能进入人体，从而引发感染。此外，共用针头或医疗器械，以及接触感染弓形虫的患者的血液或组织液，也可能导致感染。

宫内感染

孕妇在怀孕期间感染弓形虫，弓形虫可以通过血液进入子宫，进而污染羊水，导致胎儿可能受到弓形虫的感染，出现胎儿发育异常、死产或新生儿感染。

孕妇弓形虫感染会导致哪些后果？

先天性弓形虫病是指弓形虫通过胎盘屏障或羊水进入胎儿胃肠道进行感染，胎儿发育会受到不同程度的损害，甚至死亡。

感染弓形虫后大多数人并没有表现明出显症状，孕妇感染后则可能会导致早产、流产、胎儿发育畸形等。

如何预防弓形虫感染？

◆ 定期对宠物进行正规的体检和驱虫，降低宠物对家庭成员的传播风险。确保宠物的健康状况，监测体重变化、饮食习惯和日常行为等，可以对宠物的多种健康问题进行评估，以便早期发现并处理潜在的健康隐患。同时，这也能帮助宠物主人采取预防性措施和制订应急计划，从而降低宠物感染弓形虫等病原体的风险。另外，避免为宠物提供生肉。

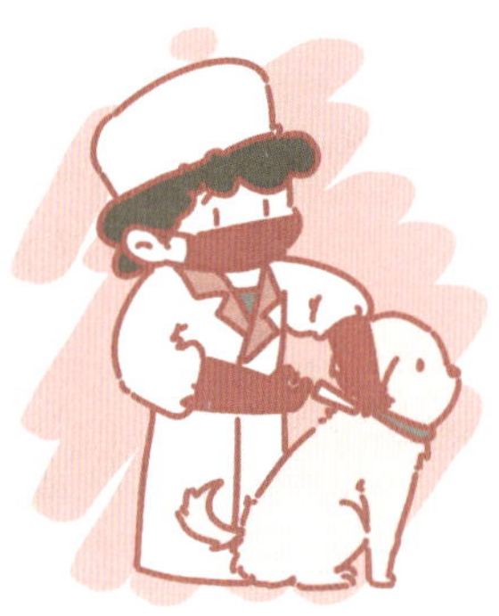

◆ 宠物的健康状态与它们所处的饲养环境的清洁卫生状况密切相关，因此，定期对宠物的居住区域进行清理和消毒是非常重要的。这意味着需要频繁地打扫宠物的居住和休息区域，以及它们的食具，去除灰尘和垃圾，保证宠物生活在一个洁净卫生的环境中。

◆注意个人防护，平时外出或接触生肉后，特别是在处理动物粪便后要彻底洗手。

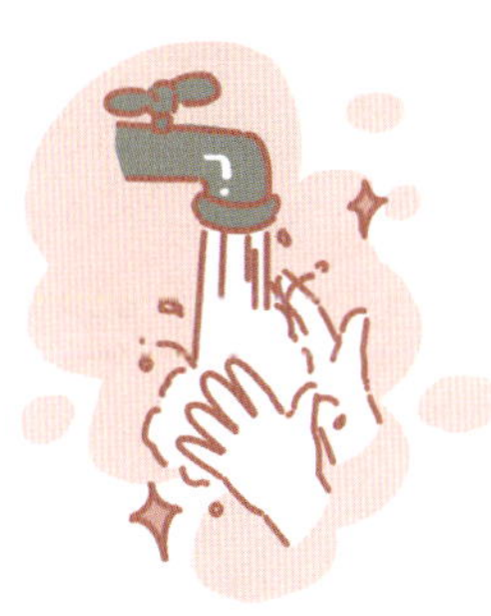

◆选择宠物食品时，重要的是要确保来源可靠，购买那些由正规厂家生产、有质量认证的宠物食品，这样可以最大限度地确保食品的安全性。避免给宠物喂食未经煮熟的肉或生肉是确保食品安全的重要措施。应选择已经过烹饪或适当加工处理的食品，以保证宠物食用的安全性。

◆宠物餐具在使用时常常会沾上食物残渣和唾液，若不经常清洁和消毒，容易导致细菌和霉菌的生长。因此，建议每天使用温水和专门的宠物洗涤剂来清洗宠物的餐具，以彻底清除食物残渣。此外，每个星期还应进行一次彻底的清洁和消毒工作，可以使用达到食品级别的消毒液或者通过高温消毒的方式来确保杀死所有可能的病原体。

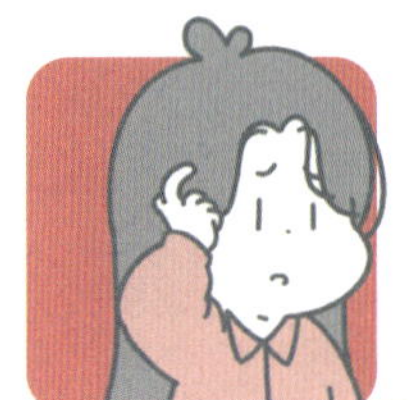

怀孕为什么会有妊娠纹？如何预防？

一什么是妊娠纹？一

妊娠纹并非疾病，而是膨胀纹的一种，是在妊娠过程中出现的一种病理性皮肤改变。早期表现为暗红色或紫红色的条纹，稳定后呈现出一种白色或银色的条纹。

在妊娠纹的早期阶段，真皮层中的胶原纤维遭受严重损伤，同时真皮外基质的组成成分出现缺失和功能受损。腹部皮肤受到强烈的机械性拉扯，导致胶原纤维发生分离，使得腹部成为妊娠纹的高发区域。当弹性纤维网络发生明显断裂后，会形成富含原弹性蛋白的原纤维，这些原纤维与正常的弹性纤维不同，无法正常发挥作用，失去了弹性蛋白原本具备的功能。简而言之，皮肤过度拉伸引起的物理应力是妊娠纹形成的主要诱因，而真皮层中胶原和弹性纤维的损伤及功能障碍进一步加剧了这一过程。

妊娠纹主要分布于腹部，亦可见于胸、背、臀部及四肢近端。妊娠纹的发生在女性中非常普遍，60% ~ 90% 的孕妇都会被妊娠纹困扰。

虽然被称为妊娠纹，但它并非孕妇专属，在体重超标、肥胖的人身上也能观察到这种变化。

一引起妊娠纹的原因有哪些？一

♡遗传因素

妊娠纹有明显的家族史。如果孕妇的母亲在分娩时出现了妊娠纹，那么该孕妇怀孕期间出现妊娠纹的概率也会增加。

♡激素水平变化

随着孕期的进展，在妊娠期间，雌激素受体的表达降低可能会导致雌激素水平下降，这种变化可能会削弱皮肤弹性，从而促进妊娠纹的形成。同时，妊娠纹区域中雄激素受体的表达增加，这可能会对胶原蛋白的合成产生负面效果。

妊娠纹的出现源于皮肤内胶原纤维的大量减少，导致皮肤相对脆弱、敏感，这也为其形成埋下了伏笔。

♡体重增加

很多人在怀孕后大量进补，特别是孕中期以后体重飙升，这个时候一旦没有注意控制好体重，皮肤就要承受很大的拉伸张力，一旦短时间内过度拉伸，会导致纤维组织断裂，进而形成妊娠纹。

♡生育年龄因素

和其他皮肤问题不同，妊娠纹更“青睐”年轻的孕妇。这主要是因为年轻人的皮肤更紧致、张力比较弱，皮肤纤维就更容易断裂。

如何避免妊娠纹？

虽然我们没有办法改变遗传和激素因素，但可以通过控制体重等方法来对妊娠纹的生成进行一定程度的控制。

控制体重

虽说孕期母体和胎儿确实需要更多的营养，但是很多孕妇常常因进食过度导致体重在短时间内飙升。这样做不仅对母体和胎儿的健康不利，还容易因此产生妊娠纹。

所以建议孕妇做好体重管理工作，要保证均衡、营养的膳食，避免摄入过多的碳水化合物和热量，导致体重增长过多。

合理运动

在身体情况允许下，孕妇可以进行适量的运动。但如果孕期过度运动，胎儿畸形、早产甚至流产等风险就会有所增加，因此孕妇要注意适度的锻炼，孕中晚期的孕妇可以每天进行不少于 30 分钟中等强度的运动。

对于平时没有运动习惯的孕妇来说，可以从每天 10 ～ 15分钟开始慢慢尝试。适当地运动和拉伸除了可以帮助控制体重，也可以延展皮肤的张力，促进血液循环，从而减少妊娠纹的产生。

孕妇可以选择瑜伽、普拉提、孕妇健身操、游泳和太极拳（剑）等比较温和的运动方式。

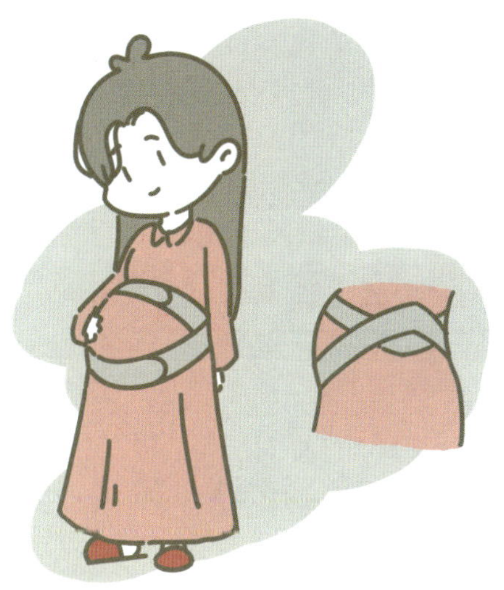

❖ 使用托腹带

有需要的孕妇还可以使用托腹带，主要是在孕期对腹部起到固定的作用。帮助孕妇将腹部托住，减少腹部皮肤的拉扯，防止皮肤过度松弛。

❖ 皮肤护理

孕期要注重皮肤护理，可以坚持每天使用按摩油对皮肤进行按摩，不仅可以减少妊娠纹出现，推迟发生时间还可以促进血液循环。

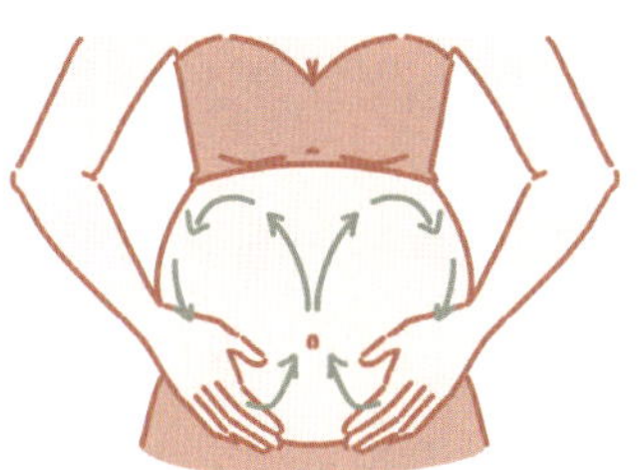

以肚脐为中心，打圈按揉按摩3分钟

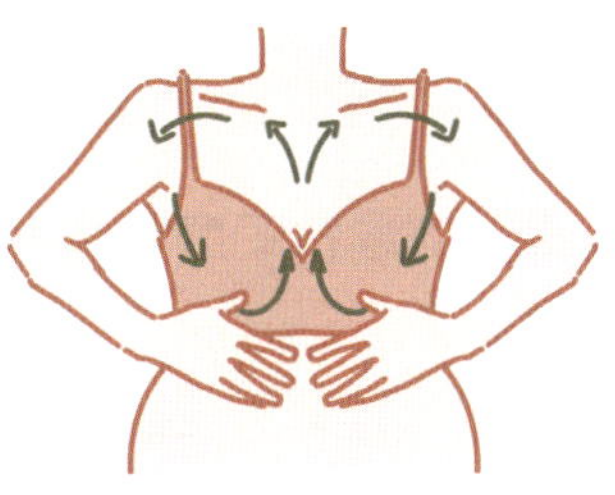

由乳房往锁骨方向，轻揉按摩3分钟

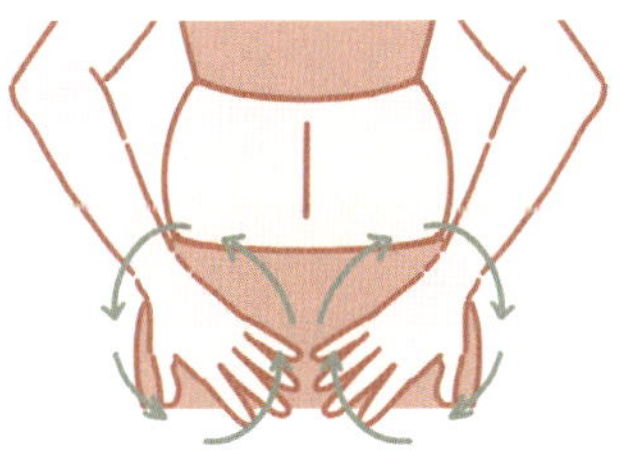

由下往上，由内向外，轻揉按摩3分钟

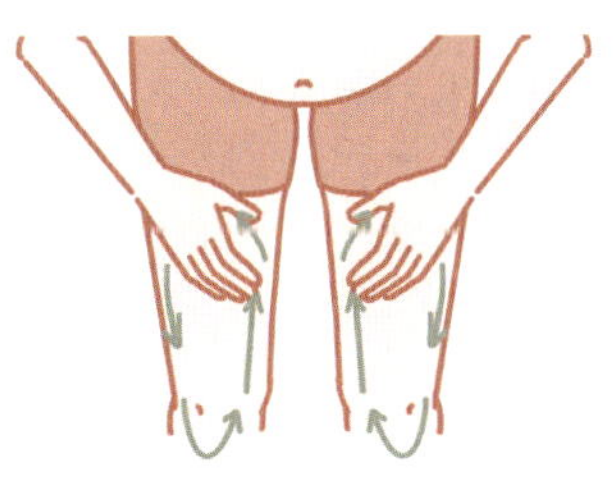

由膝盖缓缓推至大腿内侧，轻柔按摩3分钟

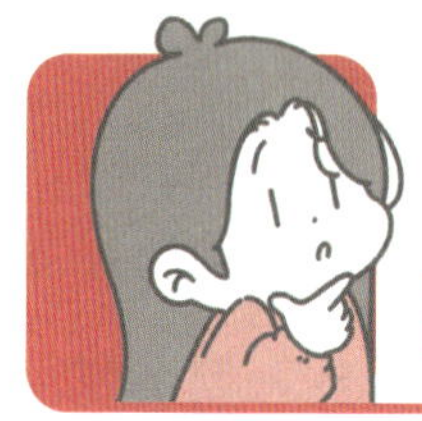

孕期可以做哪些运动？

写在前面的碎碎念

有些孕妇在孕期可能会过度小心，不敢运动，担心运动会对胎儿不利。其实不然，孕期是可以适当运动的，而且适当运动对孕妇和胎儿都是有好处的。

在孕期进行适度的体育锻炼，有助于缓解孕期疲劳症状，促进孕期反应的快速恢复，同时还能提高食欲，为胎儿提供必要的营养，以及预防缺钙，也可以控制体重增加，减少巨大儿、妊娠糖尿病、先兆子痫等疾病发生的可能性。运动还有助于自然分娩，孕妇在产后也能更快恢复身材。此外，适度的体育锻炼还有助于刺激胎儿的大脑和身体发育。

然而，对于某些处于特殊情况下的孕妇而言，运动可能并不是她们的最佳选择。如果孕妇存在胸廓畸形、胸壁受伤等肺部限制性疾病，或者宫颈内口松弛，或者已经做过宫颈环扎术，再或者医生检查说有早产风险，或者出现孕中晚期阴道持续出血、前置胎盘、胎膜早破或子痫前期这些问题，都是严格禁止运动的。

如果孕妇之前过度吸烟、长期久坐不动、BMI 小于 18.5 或者大于 30，也就是重度消瘦或是重度肥胖，或者有自发性流产史，患有高血压并且血压控制不良，以及出现心律失常、贫血、慢性支气管炎、胎儿宫内生长受限等情况，还有怀多胞胎的孕妇在孕晚期，根据自己实际情况，结合医生的建议，考虑能不能运动，在可运动的情况下选择适当、轻度的运动方式。

如果没有上面这些问题，孕妇就能放心运动了，不过也要注意运动方式、运动时间以及运动场所安全等问题。

孕期运动建议

1 散步

增强心血管功能，不会扭伤膝盖和脚踝。在整个怀孕期间，散步都是比较安全的。

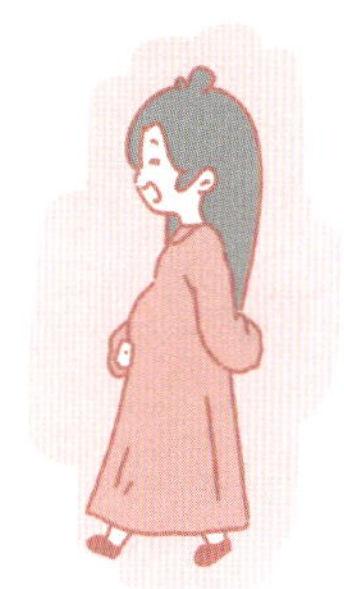

2 游泳

锻炼大肌肉群，对心血管很有好处，孕妇在水中也会感觉自己身体不那么笨重。要注意选择卫生条件好的游泳馆。

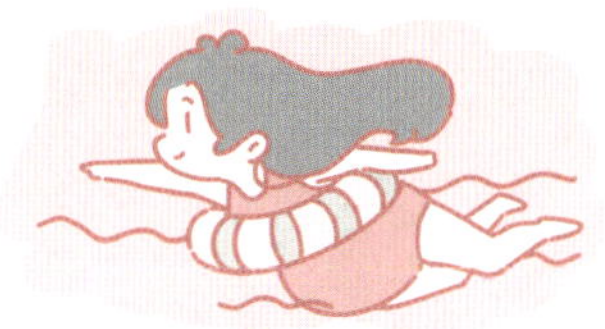

3 盘腿坐

有助于灵活骨盆，拉伸韧带，缓解背部紧张。

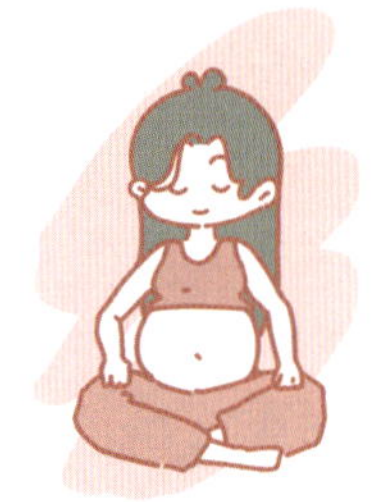

4 跳舞

促进血液循环，舒缓心情，但要避免跳跃或旋转等剧烈动作。

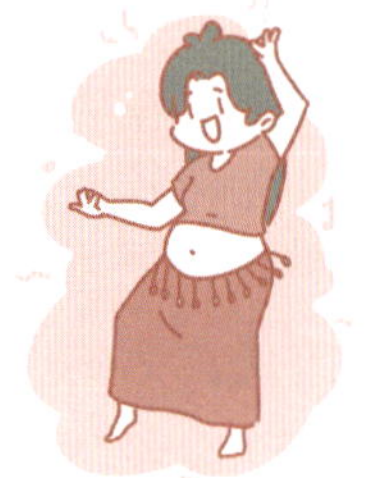

5 瑜伽

可以促进血液循环，保持肌肉张力，使身体更灵活。但要注意避免高难度动作。

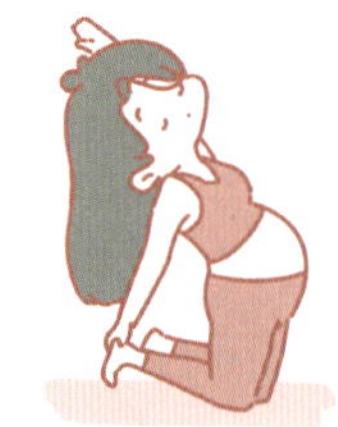

6 伸展运动

使孕妇身体保持灵活、放松，预防肌肉拉伤。

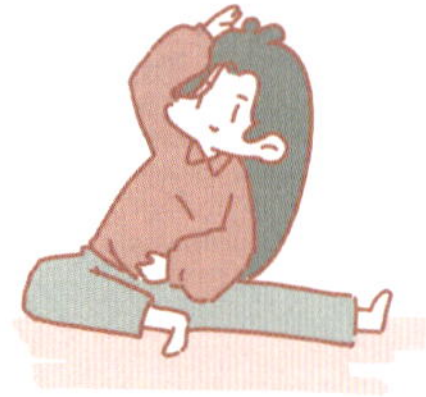

在孕晚期，孕妇在进行散步、游泳、盘腿坐、跳舞、瑜伽和伸展运动等活动时，应先向医生咨询，以确保身体健康。

千万要避免跳跃和震荡性的运动，万一摔倒，容易撞击到胎儿，造成宫缩或胎膜早破，甚至发生流产、早产甚至胎盘早剥等不良后果。在孕期满 4 个月后，禁止进行任何形式的仰卧起坐等运动，因为这些活动可能会对胎儿造成压迫。

在进行运动时，孕妇应当注意避免过度劳累和心跳加速，因此运动强度的控制也是至关重要的。不同年龄段孕妇有氧运动下相应的靶心率（临床把能获得较好运动效果，并且能确保安全的运动心率称为靶心率）：低于 20 岁为 140 ~ 155 次 / 分，20 ~ 29 岁为 135 ~ 150 次 / 分，30 ~ 39 岁为 130 ~ 145 次 / 分，超过 40 岁为 125 ~ 140 次 / 分。GDM 或单纯肥胖孕妇的靶心率：20 ~ 29 岁为 110 ~ 131 次 / 分，30 ~ 39 岁为 108 ~ 127 次 / 分。对于不经常运动的孕妇来说，开始运动的前 3 周建议运动持续时间为 15 分钟 / 次，3 次 / 周的低强度运动，然后逐渐增加至 30 分钟 / 次，4 次 / 周。对于有运动习惯的孕妇，建议运动时间超过 30 分钟 / 次，4 次 / 周的中强度运动。在气温过高的情况下，应尽量避免进行户外活动，以确保身体的舒适度和安全性。

在孕期进行体育锻炼，不仅可以促进孕妇和胎儿的身体健康，同时也能够为孕妇带来更加积极、更加健康的生活态度。

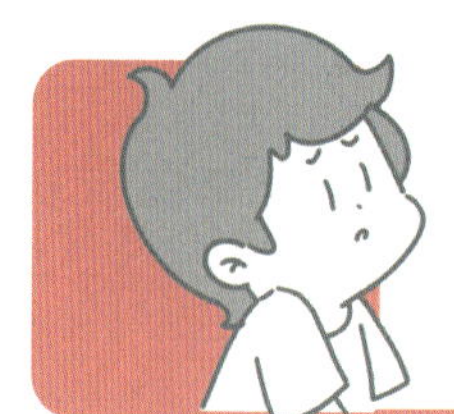

孕妇吃错药了，该怎么办？

在怀孕的过程中，存在着一个极其敏感的时期，即致畸敏感期，是从停经后 28 ~ 70 天的这段时间。在 28 天之前，受精卵进行细胞分裂，细胞数目不断增长，但还没定向分化为头、手、心脏等器官和组织，药物对胚胎的打击呈“全或无”效应——药物造成的打击要么特别重大，导致胚胎流产；要么完全没事，胚胎继续发育而没有畸形。

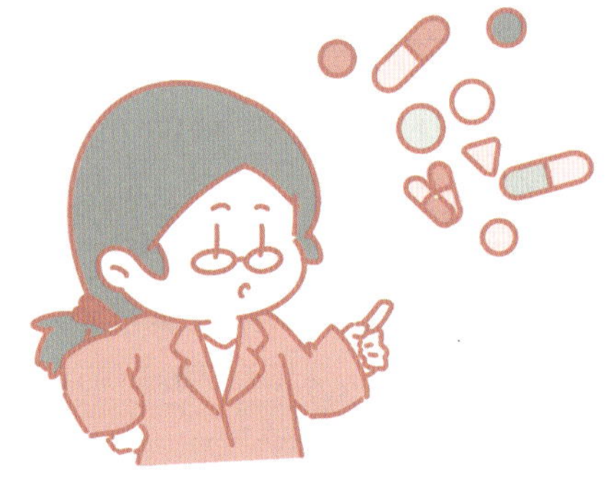

孕妇用药有原则　合理用药才安全

在致畸敏感期，胎儿的各个器官开始分化，例如，若心脏在发育时期受到药物的影响，便可能造成房间隔缺损、室间隔缺损等先天性心脏病。经过 12 周的时间，药物对胎儿的影响相对较小，但神经系统等仍在持续发育中。因此在 12 周之后，药物仍可能对胎儿产生一定的影响。所以在整个妊娠期间使用药物都需要很小心。如非必要者尽量不用，必要者尽量选择对胎儿影响较小的药物，而且尽可能避免在致畸敏

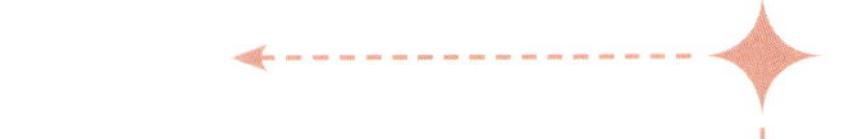

感期使用。

根据药物对胎儿发育的潜在危害程度，美国食品药品监督管理局（FDA）将药物归为 A、B、C、D 和 X 五大类别。其中 A 类最安全，如维生素 B_1、维生素 B_2、叶酸、维生素 E 等；B 类比较安全，如大多数青霉素类及头孢类抗生素；C 类有一定的危险，应尽量避免，如阿司匹林、降压药氨氯地平等；D 类明确对胎儿有损害，在孕妇患有严重疾病必须使用时才考虑用，如大多数抗肿瘤药；X 类危险极大，绝对不能用，如氟伐他汀、替马西泮等。

在误服药物后，务必采取适当的补救措施，以确保安全。

在致畸敏感期吃错药的孕妇处于高危妊娠状态，应进行产前优生咨询和产前诊断。在孕早期（11 ~ 13 周）进行 B 超筛查，而在孕中期（20 ~ 24 周）则进行彩超检查，这些检查均属于必要的措施。孕早期和孕中期进行唐氏综合征筛查；在 7 ~ 10 周进行绒毛活检；在 16 ~ 20 周进行羊水穿刺检查；在 20 周以后可以抽取脐血检查。这些检查措施能有效地发现很多胎儿畸形或发育异常。

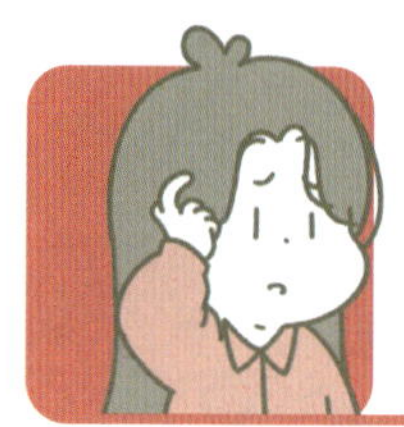

孕妇如何预防低血糖

写在前面的碎碎念

在孕期，由于激素水平的变化，导致低血糖的患病率增加。研究表明，45% 的孕妇曾经历过低血糖，如果不及时治疗，可能会出现意识模糊、晕厥等症状。这些情况对孕妇和胎儿的生命健康构成了严重威胁。

孕期低血糖的原因有哪些？

◆ 在孕早期，部分孕妇会出现严重的孕吐反应，导致她们长时间无法进食，从而出现低血糖的情况。

◆ 随着胎儿的生长和发育，孕妇的能量消耗随之增加，因此在怀孕期间可能会出现低血糖的情况。

怎样做可以预防低血糖？

均衡饮食

孕妇不能因为胃口不好就挑食，孕期一定要均衡饮食，多吃蔬菜、水果、干果、乳制品等。

规律进餐

孕妇应当遵循规律的进餐时间，特别是早餐需要按时进食。如果因孕吐而影响食欲，可以选择少食多餐，这样不仅可以保证营养均衡，还能有效预防孕吐的发生。

随身携带零食

在孕期，由于消化速度较快，孕妇可以随身携带一些方便的小零食和水果等食品，以应对低血糖，并在出现低血糖时立即进食。

定时检测血糖

自我监测血糖可以降低低血糖的发生率，在每次产检时应注重血糖的测量，如发现偏低，应遵医师意见进行治疗。

孕妇在孕检过程中的注意事项

◆既往若有低血糖史，需空腹抽血，抽血前空腹时间以 12 ~ 14 小时为宜，可以先在门诊开化验单，避免等候时间过久，家人应陪同孕妇产检。

◆正常人空腹血糖小于 2.8 毫摩尔 / 升，糖尿病患者空腹血糖低于 3.9 毫摩尔 / 升则提示低血糖，要暂缓空腹血检验项目，避免摔倒等意外发生。包里常备碳水化合物和含糖食物，预防低血糖发生。发生低血糖时最好口服糖水或果汁，液体吸收得快，升糖效果好。对于症状严重、无法在短时间内得到缓解的患者，建议按照医生的建议，通过静脉注射葡萄糖液体的方式进行补充。

◆孕妇有头晕、眼花等低血糖症状时，不要蹲下来，应立即靠坐或躺下，防止站立不稳导致头后仰伤及头部。在候诊期间，出现了低血糖的先兆症状（如饥饿和心慌）时，需要立即联系身边的医护人员，请求他们的协助。

◆孕妇若出现视物不清或意识模糊等症状，应避免食用颗粒软糖或硬糖，防止因误吸而导致呼吸道窒息。此时，应立即进行手指血糖采集，以判断是否存在低血糖反应。

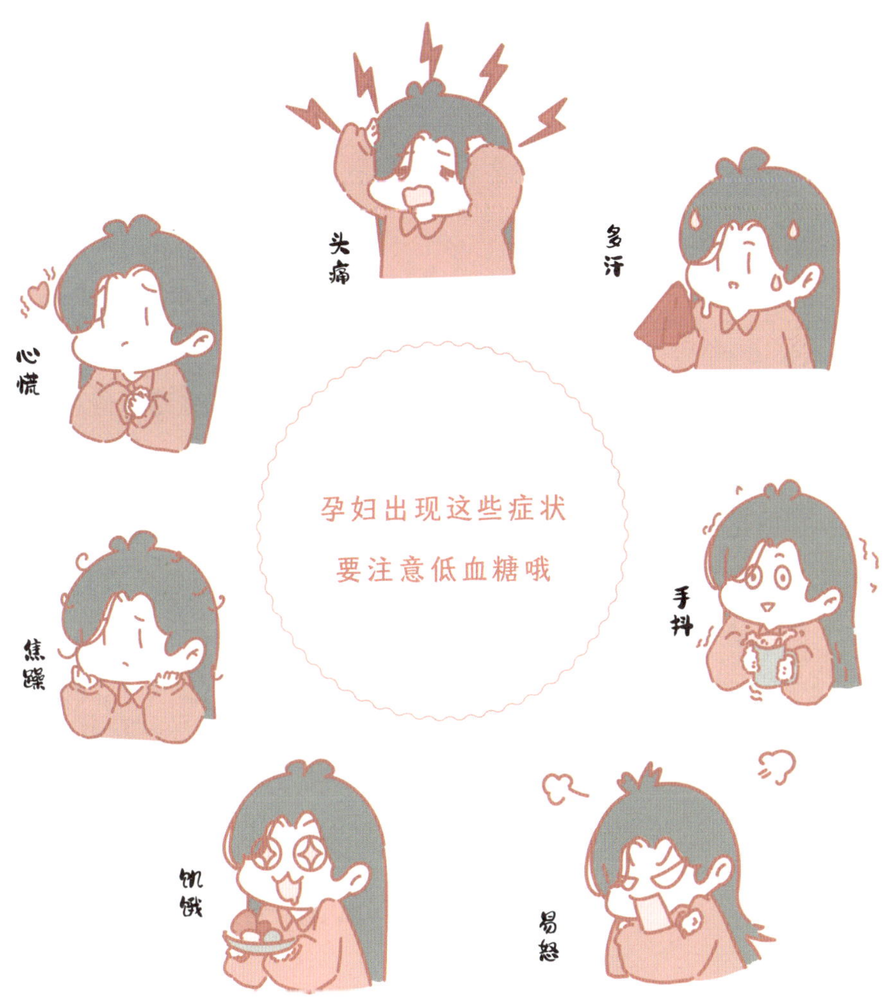
头痛
多汗
心慌
孕妇出现这些症状
要注意低血糖哦
手抖
焦躁
饥饿
易怒

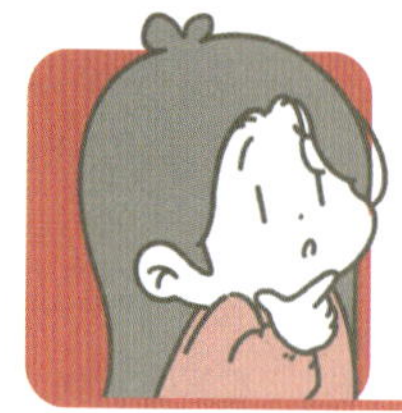

怀孕几周能看到孕囊

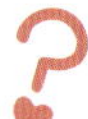

写在前面的碎碎念

对于月经规律的女性而言，孕囊是在怀孕 5 周左右出现。这个时候胎儿还只是个小胚胎，需要借助阴超（经阴道 B 超检查）才能判断。如果月经不规律，能看到孕囊的时间会略晚些。

虽然孕囊的发育是顺其自然的过程，但若是孕妇能为胎儿提供足够的利于发育的条件（如成功进入子宫内、成功着床；不受外界干扰、正常的分化发育），是有利于促进孕囊和胎儿健康发育的。

—孕囊阶段的注意事项—

✚营养支持

孕妇应注意合理补充营养，尤其叶酸、铁、DHA。

从备孕期就应开始补充叶酸，使孕妇体内的叶酸处于正常水平，避免胎儿因缺乏叶酸而出现发育畸形。

铁是血红蛋白的原材料，孕妇应避免出现缺铁性贫血，这样才能保证通过血液给胎儿提供营养、进行正常的分化发育。

怀孕 4 ～ 5 周正是胎儿大脑原基－神经管形成的黄金期，因而孕妇要适当多摄入有助于促进脑发育的营养素——DHA，可以每周吃 3 ～ 4 次鱼肉，并且至少有一次是深海鱼。

✚避免接触有毒、有害物质，防止干扰胎儿发育

早期孕囊分化发育，还不稳定，很容易受到外界干扰而不能正常分化，因此这个阶段也是胎儿畸形的高发期，孕妇应注意远离有毒、有害物质，比如药物、化学制剂、X 射线、各种污染等，避免干扰胎儿的正常分化发育。

✚注意休息，避免劳累和剧烈刺激

怀孕早期，胚胎较小、不稳定，孕妇应注意休息，不要劳累和剧烈运动，以免发生胎停或流产。

✚心理调适

不少孕妇因担心发生胎停或流产，导致情绪紧张焦虑，这样的状态不利于胚胎的发育，要尽量放松下来，让胎儿顺其自然地发育，出现任何突发情况及时就医。

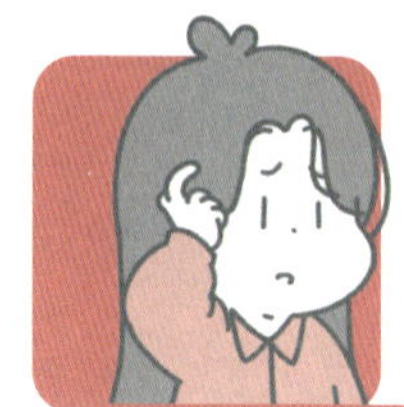

异位妊娠怎么办？

什么是异位妊娠？

受精卵并没有着床于子宫腔内部，而是在子宫腔以外的地方进行附着和生长，这种现象被称为异位妊娠，也叫宫外孕。由于胚胎发育过程中存在异常因素，导致孕卵不能正常排出而滞留宫内所致。

异位妊娠的种类繁多，包括腹腔妊娠、卵巢妊娠、宫颈妊娠、阔韧带妊娠和输卵管妊娠等，其中输卵管妊娠是最为普遍的一种，一旦发生流产或破裂，就会导致腹腔内大量出血，若不能及时诊断和处理，将会对生命构成严重威胁。近年来随着超声医学及腹腔镜技术的发展，发现输卵管妊娠的发生部位多种多样，包括间质部、峡部、壶腹部及伞部妊娠。壶腹部妊娠是一种较为普遍的情况，占据了约 78% 的比例，其次是峡部妊娠和伞部妊娠，而间质部妊娠则相对较为罕见。

发生异位妊娠的原因

◆随着性观念的改变，异位妊娠的发生率已经呈现出了 5 ~ 6 倍的上升趋势。异位妊娠的发生率与人流次数呈正相关，即频繁人流会增加异位妊娠的发生率。无论女性是否有生育能力，都应该采取有效的避孕措施，以避免发生异位妊娠的情况。

◆长期存在的盆腔炎是导致异位妊娠发生的一个重要因素，特别是输卵管炎的发生。输卵管炎是一种严重的疾病，它会导致管腔狭窄，增加受精卵进入宫腔的难度。

◆对于有过异位妊娠史的女性而言，再次遭受异位妊娠的风险显著增加。需要特别注意的是，在再次怀孕的过程中，通常会发生在对侧输卵管的位置。

异位妊娠的表现

如果出现了一些明显的腹痛、腹胀等情况，就需要警惕异位妊娠发生的可能。实际上，异位妊娠也可视为一种妊娠，因此会出现一般妊娠早期的反应和其他症状。

腹痛和腹胀

早期异位妊娠可能表现为下腹隐痛，伴随着痉挛性下腹疼痛，导致面色苍白、汗出如雨。若出现阵发性剧痛或绞痛时，应想到异位妊娠，此时患者要注意休息和保暖，以免发生休克。该症状源于输卵管的痉挛性收缩，但可在短暂的时间内自我缓解。剧烈的下腹疼痛，仿佛腹部被撕裂，并伴随着明显的大便感，这是由于输卵管妊娠破裂出血所导致的。

月经周期异常

异位妊娠患者多伴有停经症状，大部分异位妊娠患者发病前存在 6 周停经史，但部分患者由于绒毛组织产生绒毛促性腺激素，难以维持子宫内膜正常形态，发病初期出现病理性出血，误认为月经来潮。

❖阴道出血

当出现异位妊娠的征兆时，可能会出现阴道不规则出血的现象，通常呈滴状，颜色深褐。

❖面色苍白

异位妊娠的先兆有面色苍白，伴随着口干、心悸、怕冷、乏力等症状。

❖晕厥

异位妊娠可能导致猝然失去知觉，醒来后头晕目眩，这种症状被称为晕厥。严重时面色苍白，口唇发绀或出冷汗。症状轻的人，只有头昏眼花。这是因为腹腔内出血频繁，导致大脑供血不足，同时还伴随着脑贫血的发生。

异位妊娠处理措施

治疗异位妊娠的方法因生育需求、异位妊娠孕囊的大小和位置、身体状况而异。对于未育者而言，在挽救生命的前提下，最大限度地保留其生育能力是至关重要的。

目前，国内外常用药物保守治疗和手术治疗两种方式。腹腔镜手术在临床上应用广泛。针对腹腔内出血较多、休克等特殊情况，建议采用手术治疗。

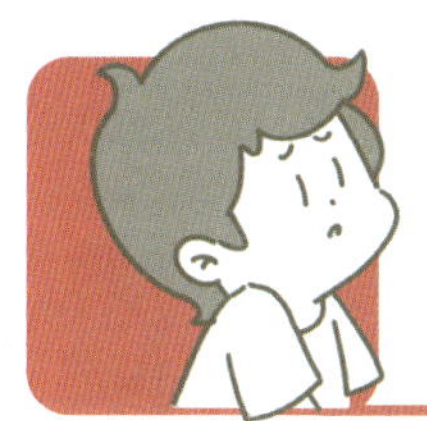

怀孕后孕酮低怎么办？有什么解决方法？

写在前面的碎碎念

孕酮是卵巢黄体分泌的一种天然孕激素，是维持妊娠所必需的。孕酮最大的作用是跟雌激素一起保持受精卵在宫内着床，并维持妊娠顺利进行。

—孕酮的作用—

♡免疫保护作用

孕酮有免疫保护、抑制免疫反应的作用。有研究将某种肿瘤细胞植入动物子宫内，注射了孕酮的动物体内的细胞不会被排斥，并向子宫壁植入，说明孕酮可抑制免疫反应。这也说明了当女性在正常妊娠时，孕酮增加，能防止胚胎被母体排斥而维持妊娠。同样，孕酮不足时，胚胎可能会被母体排斥而导致流产。

♡胚泡着床

排卵时，在黄体分泌的孕酮的作用下，子宫内膜由增殖期转化为分泌期，使子宫内膜对胚泡着床具有容受性。蜕膜细胞由内膜间质细胞转化而来，其含有的糖原颗粒能为胚泡供给营养。孕酮能诱导子宫内膜间质蜕膜化转变，并以自分泌或旁分泌的形式调节各种着床相关因子的表达。

♡抑制子宫收缩

有研究认为，孕酮可以改变子宫肌细胞膜对离子的通透性，使细胞膜处于超极化状态，降低子宫肌兴奋性和传导性，并降低了子宫肌对各种刺激（包括催产素）的敏感性，从而防止子宫将胚胎排出，起到保胎作用。

♡其他

孕酮能通过提高母体血糖水平增加胎儿胰岛素的分泌，从而促进胎儿生长。孕酮还可以促进子宫某种蛋白质的合成，利于妊娠状态的维持。

孕酮低怎么办？

✚孕酮低的原因

- 卵巢黄体发育不全时，黄体功能不全，孕酮含量相应降低。

◆肾上腺、甲状腺功能严重失调也可影响卵巢功能，使排卵发生障碍，孕酮含量也会相应降低。

◆身体出现胰岛素抵抗。

◆慢性压力。

◆饮食中包含大量糖分，但是缺乏足够的营养。

◆缺乏锻炼。

◆药物。

✚孕酮低的解决方法

◆专业医师解决：一般医师会给孕妇开补充孕酮的药物，或者注射补充孕酮的针剂。绝大多数人注射 7 ～ 14 天可以治愈。如果通过补充孕酮片来调理，则要根据孕妇本身的恢复情况决定，需要医师做长期的观察和建议。

◆补充天然孕酮：吃些黄豆之类的食物，可以辅助增加孕酮，不过不能单独在食物中获取，因为食物中含有的孕酮很低。

◆补充维生素：多吃富含维生素 C 和果胶的水果，如猕猴桃、鸭梨等。

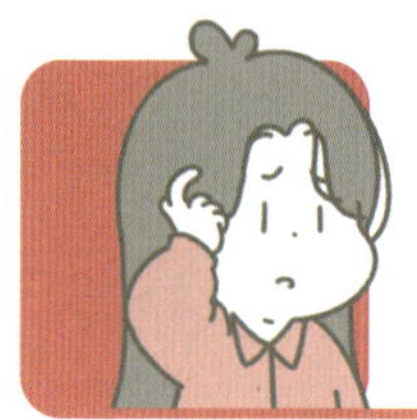

为什么怀孕后特别容易贫血

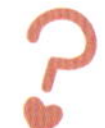

写在前面的碎碎念

在怀孕期间，孕妇有时会感觉疲惫、呼吸急促、头晕、面色惨白、易怒等。如果出现以上症状，需判断是否由贫血引起。

妊娠期贫血是十分常见的，特别是在孕中期和孕后期。

贫血的主要原因是孕妇在怀孕后，身体需要增加 50% 的血液量来支持孕妇和胎儿的不断成长，同时血液中的血红蛋白浓度降低了。由于孕妇的身体需要铁制成血红蛋白，如果没有足够的铁储存，红细胞生产减慢，就会影响增氧供氧。这时，孕妇容易出现疲惫、头晕等症状。

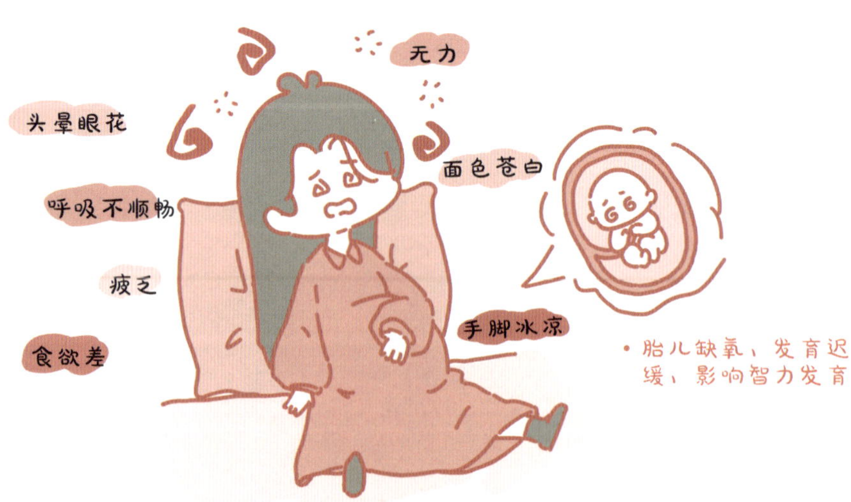

常见的贫血类型

缺铁性贫血

缺铁性贫血是怀孕期间最常见的贫血类型。铁是一种矿物质，存在于红细胞中，有助于肌肉储存和使用氧气。当铁的产生量不足时，孕妇会感到疲劳，并且抵抗力降低，容易被感染。

叶酸缺乏性贫血

叶酸是一种水溶性维生素，有助于预防怀孕期间的神经管缺陷。它是孕妇常用的补充品，也可以在谷物、绿叶蔬菜、香蕉、甜瓜和豆类中被发现。叶酸缺乏会导致体内红细胞数量减少，从而引发贫血。

维生素 B_{12} 缺乏性贫血

维生素 B_{12} 也是身体生成红细胞所必需的维生素。尽管一些孕妇在饮食中可能摄入了足够的维生素 B_{12}，但身体不能吸收此种维生素，孕妇仍会出现贫血的症状。

预防贫血

在怀孕期间可以通过饮食和补充微量元素来预防贫血。世界卫生组织建议孕妇每日摄入 24 ～ 29 毫克的铁微量元素。

日常生活中富含铁的食物有：瘦肉、动物肝脏；鸭蛋、鸡蛋；绿色蔬菜（如西蓝花、羽衣甘蓝和菠菜）；坚果、种子；豆类、扁豆和豆腐。

除了食用这些食物，补充维生素 C 也是十分重要的，高维生素 C 的食物可以帮助身体吸收更多的铁。富含维生素 C 的食物包括柑橘类水果和草莓、猕猴桃、番茄等。

20 种补铁的食物
1 蔬菜类
菠菜
扁豆
黑木耳
口蘑
西蓝花
2 水果类
草莓
桑葚
圣女果
樱桃
火龙果
3 肉类
猪肝
鸭血
猪血
牛肉
羊肉
4 海产类
海带
蛤蜊
海参
虾米
蛏子

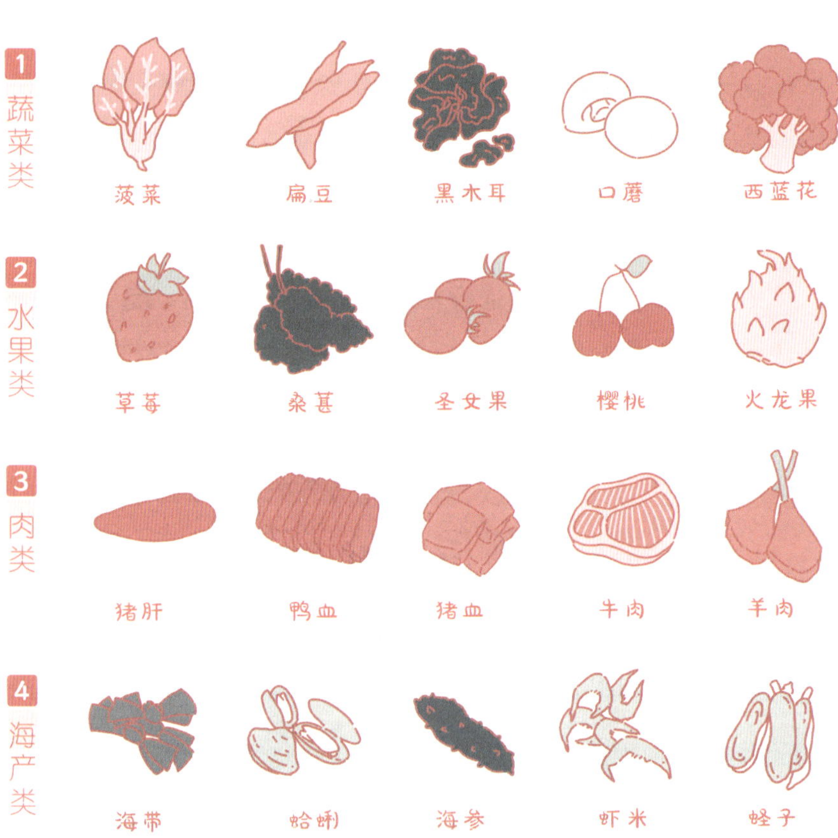

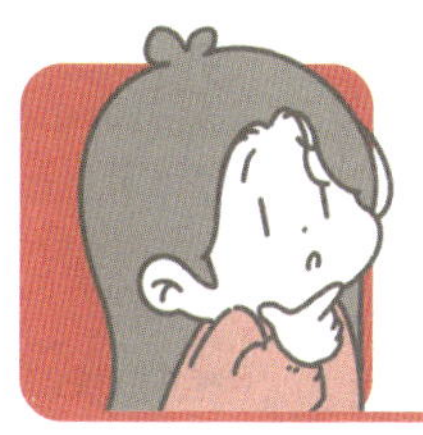

孕检为什么要检查血型

写在前面的碎碎念

在孕期，如果孕妇血型为 Rh 阴性，丈夫为 Rh 阳性，或者孕妇血型为 O 型，丈夫血型为 A 型或 B 型或 AB 型，可能会出现血型不匹配的现象。若孕妇和胎儿之间的血型不匹配，可能导致新生儿溶血病的发生。

溶血病的原因

新生儿溶血病本质上是由于胎儿与母亲血型不合引起的同族免疫性溶血，即孕妇体内的抗体可以通过胎盘进入胎儿的血液循环，从而破坏胎儿的红细胞，导致溶血现象的发生。而随着抗体滴度的增高，其潜在的危害也会逐渐加大。

溶血病临床表现及危害

该病临床主要表现为胎儿水肿、黄疸、贫血及肝脾肿大，严重者出现严重并发症甚至危及生命。

溶血病对胎儿或新生儿可能造成多种危害，孕期可能导致流产、早产、胎儿宫内发育迟缓、胎儿宫内窘迫、死胎等不良后果，此类新生儿可能因贫血、心力衰竭等严重疾病而死亡，也可能因大量胆红素侵入脑细胞而引起核黄疸，患儿还可能出现神经精神症状，如抽搐、昏迷和惊厥。核黄疸病死概率高，即使幸存，患儿的神经系统发育也会受到影响。另外，在妊娠期母体感染某些病毒和细菌时，亦可造成新生儿先天性畸形，如唇腭裂及脑性瘫痪。因此，及早采取预防措施至关重要。

溶血病治疗措施

为了预防意外情况的发生，如果医师认为孕妇存在较高风险，那么需要在孕 16 周左右开始进行检查。在检测抗体滴度值较高的情况下，必须定期对胎儿的发育状况进行监测。

对于 Rh 阴性的孕妇而言，在流产或分娩后的 72 小时内注射抗 D 丙种血球蛋白，可以有效避免产生抗 D 免疫抗体，从而确保胎儿的安全。此外，对于 Rh 阴性的孕妇而言，应当避免使用 Rh 阳性的血液。

需要进行血型检测以确定妊娠的持续时间

夫妇俩在妊娠前必须接受血型和血型抗体检查，以排除母儿血型不合的可能性。另外，对无明显病因的孕妇也要做血型及血型抗原检测。对于那些没有高危因素的孕妇，在进行首次产检时，必须进行血型检查；对于那些血型为 O 型或 Rh 阴性的孕妇，则需要配偶进行血型检查。

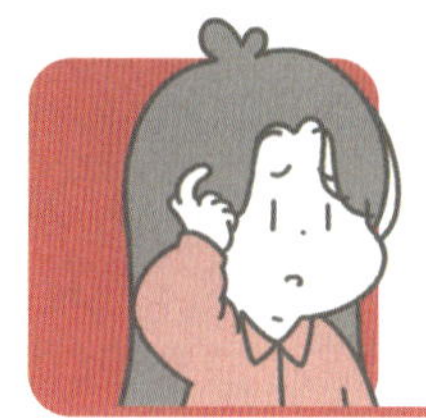

孕期阴道分泌物增多怎么办

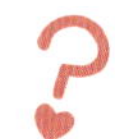

—孕期阴道分泌物增多的原因—

怀孕后，随着卵巢分泌大量雌激素和孕激素，外阴、阴道、宫颈等部位的血流速度加快，导致各组织水分含量增加，从而引起白带分泌的增加。当出现阴道瘙痒、疼痛、分泌物异常等症状时，大概率为阴道炎，需及时到医院治疗。如果在孕早期出现阴道分泌物增多，通常会伴有一系列正常的生理反应。

若孕妇的阴道分泌物呈黄色或绿色，质地黏稠如奶酪或豆腐渣状，并伴有异味，同时出现烧灼、疼痛、瘙痒等不适症状，应及时就医进行妇科检查。

—阴道分泌物的类型—

♡阴道分泌物呈水样

阴道分泌物呈现清澈透明的状态，常常渗透到内裤中，带有一股难闻的气味，可能为输卵管肿瘤。

♡阴道分泌物呈脓性

阴道分泌物呈黄色或绿色的脓样白带，表现为全身无力、低热，可能为急性阴道炎或宫颈炎。

♡阴道分泌物呈豆腐渣状

这类白带呈现出豆腐渣般的形态，伴随着阴道的瘙痒和不适，通常是阴道真菌感染或糖尿病等因素引起的。

♡阴道分泌物呈泡沫状

白带呈泡沫状，数量众多，外阴和阴道瘙痒，多因沐浴不洁、滴虫感染所致。

♡阴道分泌物呈无色浆糊样

阴道分泌物质地黏稠，数量众多，除腰酸外未见其他症状，常见于患有慢性子宫颈炎的人群。

预防阴道分泌物增多的措施

一般情况下，无需特别治疗，但分泌物过多常常导致外阴部处于湿润状态。为了预防感染，孕妇需时刻保持个人卫生，精心呵护私处。

无论是在孕初期还是其他时期，分泌物的增加都可以从以下几个方面进行预防。

◆少穿紧身裤，以避免血液循环受阻。

◆维持外阴的清洁卫生，每日使用温开水对外阴进行 2 ~ 3 次的清洁。

◆为了避免交叉感染，必须备有专门的水盆和浴巾，以确保身体卫生和健康。

◆勤换内衣、内裤，用中性肥皂换下来的内衣、内裤。在清洗前先用开水浸泡 30 分钟，以达到杀菌的效果。最好将其晾晒于阳光下，避免在阴暗的角落中晾干。

◆提升身体素质，增强自身免疫力，增加摄入富含蛋白质、维生素和矿物质的食品，如瘦肉、蛋类、蔬菜和水果等，同时确保充足的睡眠。掌握情绪调节的技巧，当情绪愉悦时，身体的免疫力将得到提升。

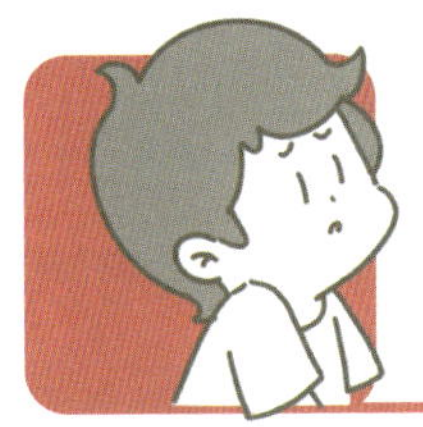

生唐氏宝宝概率大吗

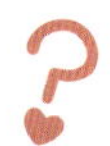

写在前面的碎碎念

唐氏综合征，又称21-三体综合征，是一种染色体缺陷疾病。对于计划怀孕的家庭来说，了解唐氏儿的生育情况是至关重要的，因为唐氏儿的智力、学习和生活能力与正常人存在明显差异。这不仅会给家庭带来巨大的经济和精神负担，更会对其未来的发展产生深远的影响。

随着现代优生优育理念的推广，唐氏儿的出生率已经大幅降低。

易生唐氏宝宝的因素

高龄孕妇

随着年龄的增长，孕妇的身体素质逐渐下降，卵子的质量也随之下降，使得胚胎在发育过程中容易出现异常，所以高龄孕妇比适龄孕妇更容易怀上唐氏儿。

❖ 病毒感染

如果女性在怀孕后感染了病毒，那么可能会给胎儿的健康和发育带来负面影响，导致胎儿出现唐氏综合征或其他畸形的情况。

❖ 环境影响

若长期处于化学和辐射污染的环境中，孕妇的身体健康可能会受到影响。这种环境会增加胎儿染色体异常的风险，同时也会增加胎儿畸形和患唐氏综合征的风险。

染色体异常所致的唐氏综合征目前缺乏有效的治疗手段，会造成智力发育延迟，严重时会造成智力低下。如果发现胎儿患有唐氏综合征，那么在孕妇分娩前终止妊娠是最佳选择。

避免生育唐氏儿的措施

◆ 在怀孕之前，建议进行产前筛查，并进行详尽的染色体检查。

◆ 对于备孕夫妇而言，随着孕妇年龄的增长，胎儿患上唐氏综合征的风险也随之增加，因此建议在最佳的育龄期备孕，同时保持身体健康，避免出现备孕成功后随意使用药物的情况。

◆ 怀孕之后，应按照医嘱进行唐氏筛查或者无创基因检测。年龄大于或等于 35 岁的孕妇，应根据医生的建议进行介入性产前诊断。

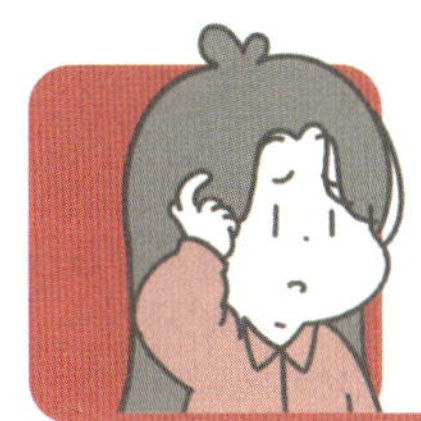

甲胎蛋白筛查是什么？

—什么是甲胎蛋白—

在胚胎时期，人体血液中的甲胎蛋白（AFP）是一种特殊的蛋白质，在怀孕或肝脏发生病变时，成年人的 AFP 值会出现升高的情况。它能反映体内多种疾病状态下细胞免疫功能的变化情况，因此被广泛应用于临床诊断及治疗方面。

在孕期，AFP 是由卵黄囊和胎儿肝脏产生的，它通过胎儿的尿液进入羊水，然后通过胎盘渗入，或者通过胎血进入母体的血液。

当胎儿出现神经管畸形（NTD），如无脑儿或脊柱裂时，羊水和孕妇血液中的 AFP 水平均呈现升高趋势。然而，仅凭此并不足以得出 AFP 水平升高的唯一结论性证据，例如，在孕育多胞胎的情况下，AFP 水平也有可能呈现上升的趋势。孕妇体内存在一种特殊成分——孕酮，它是合成蛋白质的重要原料，能调节人体内分泌系统。AFP 低于正常水平时，往往暗示着存在唐氏综合征的风险。因此在妊娠期间应定期进行血液流变学测定，以确定是否存在异常情况。

综合考虑孕妇的年龄、体重和怀孕时间等因素，若甲胎蛋白检测结果存在问题，则需进行其他检查，以得出结论。

甲胎蛋白检查是一项辅助性检查，可为进行其他项目的检查提供可靠依据，从而避免在初次产检时过度进行检查。

进行甲胎蛋白检测的原因

甲胎蛋白（AFP）检测对于孕妇来说非常重要，它能帮助判断出孕妇是否患有疾病，判断妊娠风险程度，对妊娠期安全管理和保健具有十分重要的意义。一般情况下，进行 AFP 检查的时间为孕 16 ～ 20 周。这是一项安全可靠的血样检测，主要用来检测母体是否存在妊娠并发症及其他疾病等，也可以作为早期筛查孕妇自身健康状况的一项重要指标。通过检测 AFP，可以直观地了解胎儿的健康状况，并据此采取相应的正确措施。

✚进行开放性神经管畸形的诊断

神经管缺陷是一种中枢神经系统常见的先天性发育畸形，是在受孕后神经胚胎发育过程中出现了神经管关闭不全所致。在神经管畸形筛查中，母体血清被广泛应用，其中 AFP 是一种最为普遍的胎儿球蛋白，其在孕早期由卵黄囊生成，而在孕晚期则主要由胎儿肝脏大量合成。在存在开放性神经管畸形的情况下，大量的 AFP 从胎儿体内泄漏，导致母体血清中的 AFP 浓度显著升高，因此在胎儿神经管畸形筛查中，AFP 的作用是其他标志物所无法替代的。

通过测定羊水中 AFP 的含量，可以检测出 60% ～ 70% 的胎儿是否存在开放性神经管畸形。结合超声检查，可以显著提高胎儿神经管畸形的诊断准确率，达到 92.8%。目前在产前诊断方面已取得很大进展，但由于其敏感性、特异性低及操作复杂等，限制了它的应用和发展。通过进行产前筛查，能够及早发现胎儿神经管畸形，从而有效地降低畸形儿的出生率。目前对新生儿神经发育异常的研究主要集中于染色体方面，而在神经系统疾病方面的研究则相对较少。在神经管畸形的范畴中，无脑儿、脊柱裂、露脑及颅脊椎裂是最为普遍的类型。

如果胎儿为无脑儿，那么在孕中期，血清中的 AFP 水平可能升高。在孕中期，对孕妇进行 AFP 筛查，可以协助诊断胎儿是否患有脊柱裂。

✚探究胎儿的成熟程度

因为羊水中和孕妇血清中的 AFP 值与妊娠胎龄存在一定的相关性，因此可以推断出妊娠胎龄，以了解胎儿的成熟度。

✚诊断唐氏综合征

由于唐氏综合征可能出现 AFP 降低的情况，因此 AFP 通常被视为一种有效的唐氏综合征检测手段。

✚对其他病症进行诊断

AFP 的升高可能与死胎、先天性食管闭锁、十二指肠闭锁、先天性神经管畸形、先天性肾病综合征及脑积水等疾病有关。

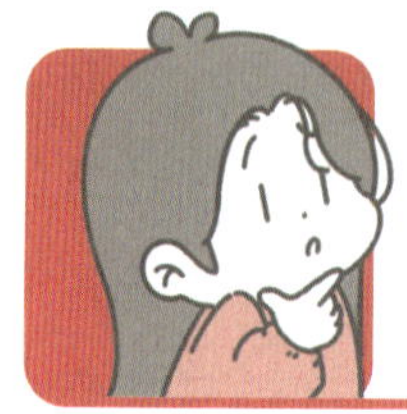

糖耐量检查一定要做吗？

写在前面的碎碎念

在孕期的第 24 ~ 28 周，建议孕妇进行口服葡萄糖耐量试验（OGTT），以评估妊娠糖尿病风险。

OGTT 的检测方法

进行 OGTT 时，需在空腹 8 小时后进行第一次抽血，然后将 75 克无水葡萄糖粉溶于 300 毫升水中，在 5 分钟内饮用完毕，在第一口开始计时，1 小时、2 小时后分别进行抽血，来检测血糖水平。正常标准为空腹 5.1 毫摩尔 / 升、1 小时后 10.0 毫摩尔 / 升，2 小时后 8.5 毫摩尔 / 升，若其中有 1 项或 1 项以上超过正常值，则可诊断为妊娠糖尿病。

糖尿病对孕妇和胎儿造成的负面影响

◆对于孕妇本人而言，存在引发高血压、高血糖及其他相关症状的风险。

◆对于胎儿而言，可能发生畸形、宫内发育迟缓、巨大儿、低体重等多种疾病。

◆还可能导致多种新生儿并发症的发生，包括但不限于胆红素血症和呼吸窘迫综合征。

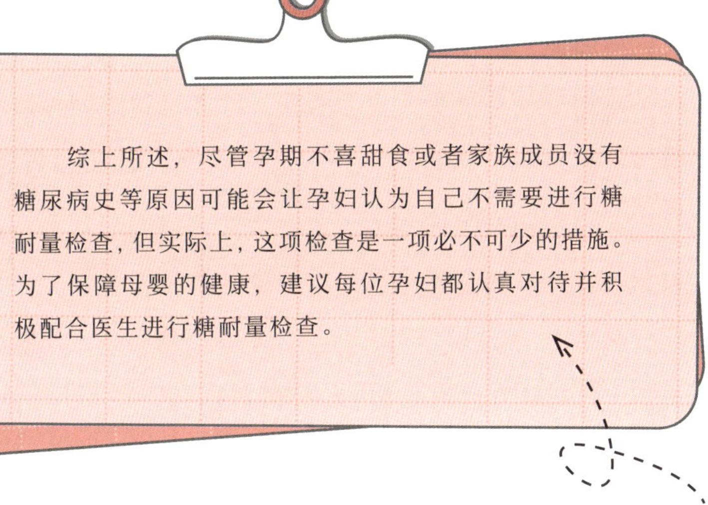

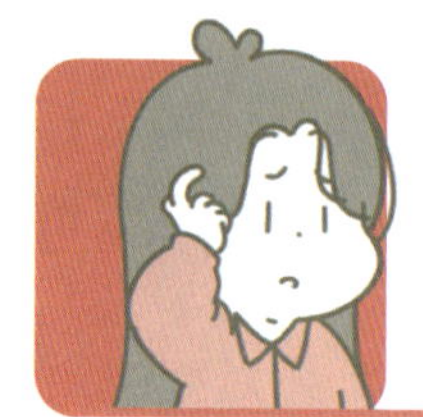

羊水量多少算正常？

羊水的来源

在孕期，子宫羊膜腔内的液体被称为羊水。这些液体不仅能够维持胎儿在腹中的恒定温度和缓解外部的冲击力，还能缓解孕妇的不适感，是维持胎儿生命不可或缺的重要组成部分。

在孕早期，母体的血液通过胎膜渗透进入羊膜腔，形成一种液体；在孕中期，胎儿通过排尿产生羊水，并在消化道中将羊水吞咽，以维持水量的动态平衡；在孕晚期，除了通过胎尿排泄和羊水吞咽来维持平衡外，还新增了一种名为胎肺呼吸羊水的运转方式。

在孕早期和孕中期，羊水呈现出无水透明的状态，但随着时间的推移，它逐渐转变为白色、略带混浊的碱性液体，其中含有许多小块混悬物质。在孕期的第 38 ~ 39 周，胎脂会逐渐脱离胎体并进入羊水中，这是胎儿成熟发育的明显标志。

羊水的功能

♡确保胎儿的安全与健康

◆羊水作为胎儿的“防震装置”，具有缓冲腹部外部压力或冲击的功能，能够保护胎儿，避免其遭受直接的伤害。

◆羊水的存在可以维持羊膜腔内的恒定温度，从而确保胎儿的代谢活动在一个稳定、正常的环境中进行。

◆羊水所含的某些成分具有抑菌作用，能够有效地保护胎儿免受感染的侵害。

◆进食或吸入羊水，有助于刺激胎儿的消化系统和呼吸系统发育，从而促进其生长和发育。

◆在胎儿体内水分过多的情况下，可以通过排尿的方式将多余的水分排入羊水中，帮助维持体液的平衡；在水分不足的情况下，可以通过进食羊水来进行补给。

◆羊水还具有预防胎儿四肢粘连的功效。在胎儿处于臀位或足位的情况下，羊水可以有效地降低脐带脱垂的风险。

♡确保母体的安全

除了对胎儿的保护功能，羊水还具有对孕妇的保护功能。研究表明，羊水能够间接提高母体对胚胎发育过程中一些重要营养物质的吸收率与代谢率，从而促进妊娠进展。

在分娩过程中，羊膜囊具有扩张子宫颈口和阴道的能力，从而有助于促进分娩。羊水在破水后对产道具有一定的润滑作用，从而提高胎儿娩出的成功率。

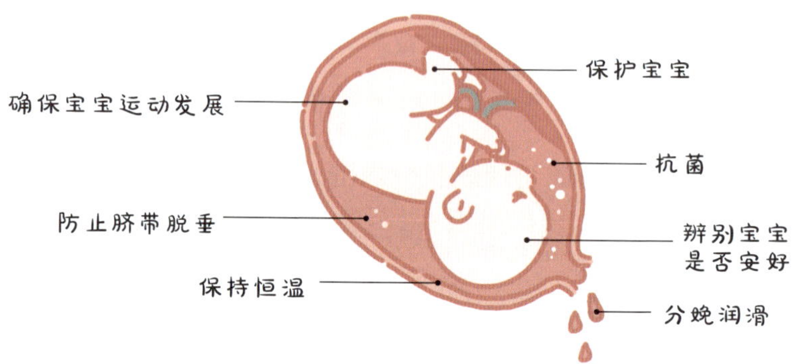

羊水量

通常情况下，随着妊娠周期的延长，羊水量会呈现出阶段变化的趋势。从孕中期至孕晚期，胎儿体重逐渐增加，此时孕妇体内各种营养物质和能量都已达到一定水平。在孕中期以后，胎儿生长发育速度加快、母体代谢旺盛等因素使羊水量逐渐减少。临床上 300 ～ 2000 毫升羊水量为正常，超过 2000 毫升为羊水过多，少于 300 毫升为羊水过少。

鉴于羊水无法通过量杯进行定量测量，医师会运用超声波技术来了解羊水量的状态。在孕早期，通常不会对羊水进行过多的要求和检查；而在孕中后期，超声单上通常会记录羊水指数或羊水深度这两个指标的数据。

超声检查羊水深度所代表的是最大羊水池的垂直深度，这一参

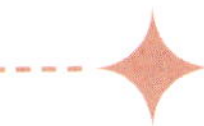

数被称为“AFV”。它与胎儿宫内发育情况密切相关，也与新生儿出生后呼吸窘迫综合征及低胆红素血症等疾病有关。正常参考值为2～8厘米，低于2厘米者为羊水过少，超过8厘米者为羊水过多。

以脐水平线和腹白线为标志，将子宫分为四个象限，并测量每个象限最大的羊水池垂直径线，自得到羊水指数（AFI），该指数由四个象限的总和构成。其大小与胎儿体重及胎盘重量有关，正常值范围是5～18厘米，小于5厘米为羊水过少，小于8厘米为羊水偏少，18～25厘米为可疑羊水过多或羊水偏多，若大于25厘米则诊断为羊水过多。

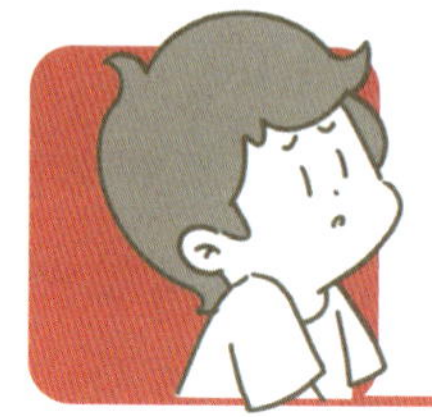

孕晚期多走楼梯有助于顺产吗？

孕晚期走楼梯对顺产有一定的风险。

孕晚期走楼梯可能会导致胎膜早剥、胎盘早剥等情况。如果孕妇想要选择顺产，应该从孕初期就开始适当进行运动。

首先，孕妇需要在怀孕期间控制自己的体重，使体重增长在合适的范围内，保证胎儿不会过大，这样才有助于顺产。其次，孕妇一般需要每天进行至少 30 分钟的运动，以增加盆底肌的力量，这样在阴道分娩的时候才可以合理用力，让分娩更顺利。最后，顺产还与骨盆条件、产道条件有关，需要根据检查结果确定是否适合顺产，不是单纯依靠走楼梯就可以顺产的。

顺产取决因素

决定顺产的三大要素是产力、产道和胎儿，这其中有硬指标，也有软指标。

硬指标——骨产道和胎儿因素

孕妇的骨产道要发育正常（骨盆大小和形状正常）。此外，胎儿的大小、胎位及有没有脐带绕颈等因素也十分重要，胎儿长得太大或者长得太小都不适合顺产，胎位不正（如臀位），也不适合顺产。

软指标——信心和软产道的弹性

◆信心：很多孕妇起初选择顺产，但在第一产程时因宫缩引起的阵痛而退缩，最后选择了剖宫产。如果是对疼痛忍耐程度较低的产妇，爬楼对顺产的作用是微乎其微的，并不能解决根本问题。

◆软产道的弹性：顺产的另一个软指标是软产道的弹性，包括子宫下段的形成、宫颈的扩张能力，以及骨盆底组织、阴道及会阴的扩张能力。这些可以通过孕期适当地运动来改善。

为什么不建议孕妇走楼梯

♡损伤膝盖

一方面，走楼梯的动作需要反复地弯曲膝盖，且膝盖需承受的重量可达到体重的 3 倍，这种行为很容易造成膝盖损伤，而孕妇的体重又远远大于未怀孕时，这样膝盖承受的压力就更大了。

另一方面，下楼梯的时候，腿部对人体上半身的冲击力很强，增大的子宫有可能在这种冲击力的影响下出现宫缩，诱发早产。

♡不安全

孕晚期的孕妇肚子变大，导致孕妇走路的时候看不到自己的脚，这样会给本来已经前倾的腰和肚子造成极大的压力，造成腰肌劳损，也可能会诱发早产，还有可能会扭伤脚踝。

对顺产有帮助的运动

平地散步

一般在饭后半小时开始平地散步，孕早期和孕晚期的孕妇持续走大约 15 分钟，孕中期则可以控制在半小时以内。散步的时候一定要慢，能够边散步边进行深呼吸是最好的，如无法控制，平静呼吸就好。

孕妇瑜伽、孕妇操

这两项运动能够防止由体重增加和重心变化引起的腰酸腿痛，松弛腰部和骨盆的肌肉，对盆底肌肉的锻炼、体力的增强都有一定作用，能为将来分娩时胎儿顺利通过产道打好基础，还可以增强孕妇顺产的信心，在分娩时能够镇定地应对阵痛，使整个分娩过程能够顺利完成。

注意：一定要去正规医院或俱乐部，运动时动作要轻柔，以不感到疲劳为宜。过度的运动或者不正确的动作都会给孕妇的身体带来伤害，从而伤害到胎儿。

✚游泳

有条件的孕妇可以选择游泳，这一运动可以从孕中期持续到孕晚期，甚至是临盆以前。孕期游泳能增强孕妇心肺功能，增加体力和肺活量；水里浮力大，可以减轻关节的负荷，消除水肿，缓解静脉曲张，不易扭伤肌肉和关节，并且不易疲劳；游泳还可以很好地锻炼、协调全身的肌肉，特别是盆底肌肉，增加耐力，让孕妇在分娩时精力充沛，更容易顺产。当然游泳的运动量也要适当，不能像未孕时那样剧烈，适可而止。

—在家帮助顺产的运动—

上下摇摆骨盆√

用双手和双膝支撑身体，头和躯干在同一水平线。收腹，保持该姿势数秒钟，同时轻轻摇摆背部，然后放松腹部和背部，降低背部，尽量保持背部水平，重复上述动作。这样做可以锻炼腰部肌肉，帮助减轻分娩时的背痛。

墙面滑行√

背靠墙站立，两脚分开，距离与肩同宽，慢慢靠墙下滑至处于坐姿，保持该坐姿数秒，然后再上滑至站立，反复进行该动作 10 次。

这一动作有助于打开骨盆口，以给胎儿更大的空间进入产道。

为了减轻膝盖的压力，可以在背后放个小球，以减少滑行过程中的阻力，也可以不靠墙来完成该动作，同样需要保持后背笔直，两脚分开同肩宽。

盘腿对脚坐✓

保持后背腰部挺直，两脚掌合上，将足跟向内侧拉，同时缓慢降低两膝。这样做可以拉伸大腿与骨盆的肌肉，同时可以改善胎儿的体位，保持骨盆柔韧性，增强下身的血液循环。

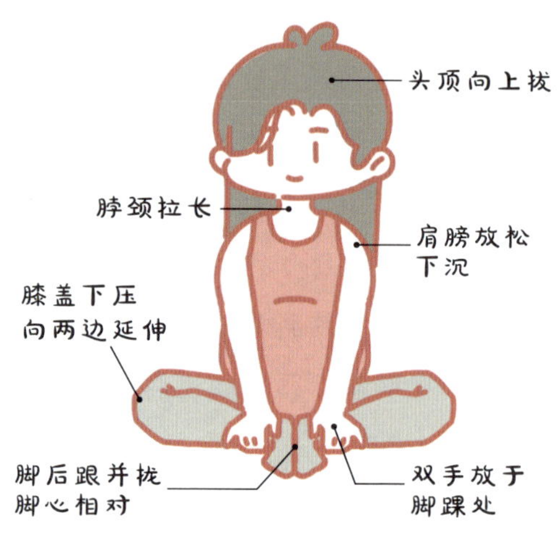

如果比较难完成这个姿势，可以靠着墙来支撑后背，或者是在大腿底下放上垫子，但记住一定要保持后背笔直。

- 医师有话说

以上介绍的运动都必须在孕妇身体条件允许，无任何不适症状，周围环境安全且有人陪伴的情况下进行，如有不适，应立即停止。

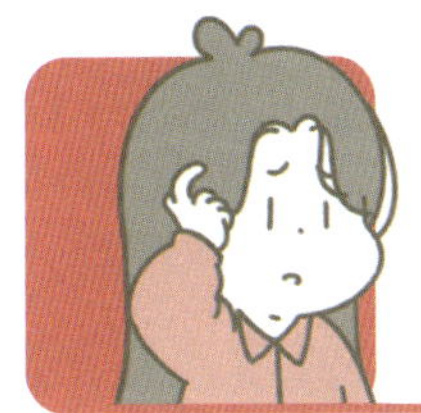

脐带绕颈危险吗

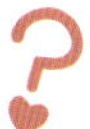

—脐带绕颈与哪些因素有关？—

♡胎儿的个性特征

当一个充满活力的胎儿在有限的空间内不断翻滚、翻转时，很容易导致胎儿脐带绕颈，从而引发危险。

♡脐带太长

有些孕妇的子宫中确实有超出一般脐带长度的情况出现，这也是导致胎儿脐带绕颈的主要因素之一。如果胎盘在母体内不能正常地生长和发育，那么就容易发生脐带绕颈。特别是在进入孕中期后，由于宫腔内空间较大，胎儿体积相对较小，胎儿在母体子宫腔内的活动幅度和范围比较大，胎儿又需要进行左右头位臀位的转换，如果脐带过长，可能就会导致脐带绕颈的情况。

—脐带绕颈可能带来的危害—

如果胎儿在子宫里被脐带缠绕 1 周，孕妇没有出现任何不适的症状，证明没有威胁到胎儿的生命安全。孕妇如果通过做检查知道

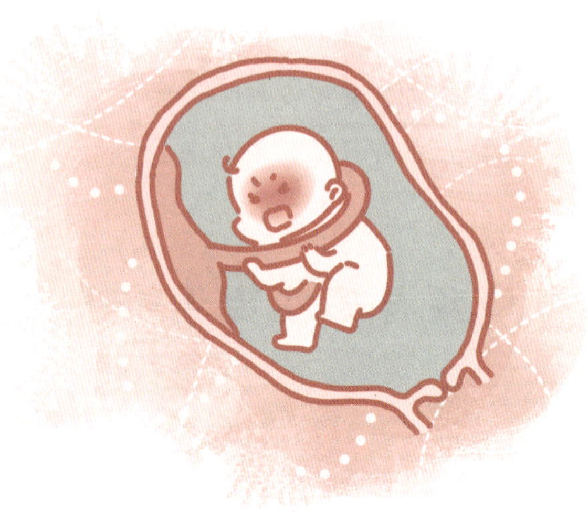

出现了脐带绕颈的情况，也不用过于紧张，只需要提高做胎心监测的频率，多观察胎儿情况即可。

当脐带绕颈的周数和压迫程度加重了，那就需要医师及时地干预了，因为胎儿可能会出现缺氧或胎心减缓的反应。如果在分娩过程中出现严重情况，比如胎儿窘迫或者羊水浑浊等，就有可能引起新生儿的窒息死亡。

总的来看，对胎儿而言，脐带缠绕颈部具有相当高的危险性，因为脐带绕颈可能导致血液无法流通，从而影响胎儿的氧气供应和二氧化碳代谢。这两种情况中的任何一种都会对胎儿的生命产生影响。

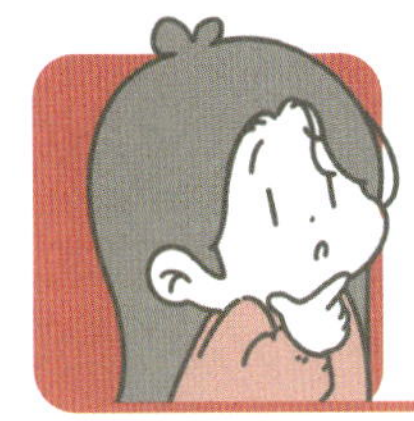

胎膜早破怎么办？

什么是胎膜早破

在妊娠期间，胎膜早破（PROM）是一种最为常见的并发症，也是围产儿死亡的主要原因之一，这种情况通常在临产前出现。目前对于本病尚无特殊且有效的治疗方法，但早期预防、积极处理可能有助于降低围产期病死率。根据其发生时间的不同，可将胎膜早破分为未足月和足月两种类型。单胎 PROM 在足月时的发生率为 8%，而单胎未足月胎膜早破（PPROM）和双胎 PPROM 的发生率则分别为 2% ～ 4% 和 7% ～ 20%。

容易出现胎膜早破的情况

造成胎膜早破的因素：①阴道反复出血；②阴道炎；③糖皮质激素的长期使用；④在腹部遭受创伤的情况下，腹腔内的压力会突然升高，导致剧烈的咳嗽和排便困难；⑤吸烟，药物滥用；⑥营养不良；⑦子宫形态异常，导致宫颈功能失调；⑧胎位异常。

胎膜早破潜在并发症

母体受到的影响

破膜后，多数情况下会诱导自然宫缩并应尽快进行分娩。若在妊娠晚期或分娩期发生子宫破裂而不能及时终止妊娠时，则有一定的危险性，如不及时处理可危及产妇生命。由于破膜时间较长，孕妇易受到感染的影响。破膜造成羊水过少、脐带脱垂、胎盘早剥，有可能增加剖宫产率。

胎儿受到的影响

破膜后，宫腔和阴道相通，胎儿易受感染。近年来剖宫产率不断上升，而早产及低出生体重发生率却呈下降趋势。对胎膜早破的未足月胎儿而言，其保胎和促进胎肺成熟等治疗措施至关重要，尤其是在胎周较小的情况下，其并发症的发生率和严重程度也随之提高。

破水情况的自主判断

在孕晚期，孕妇的膀胱可能会受到压迫，出现尿频和漏尿的症状，因此需要与破水进行鉴别。

颜色对比

通常情况下，尿液呈清澈透明的状态，而羊水则呈无色透明的特征。

✚有无异味

尿液中带有氨水的气味，而羊水无异味。若感染时间过长，则可能导致异味的产生。

✚控制性

羊水是不受控制的，往往是不自主的、持续性的阴道流液。尿液是可以控制的，不会一直流出。

胎膜早破的预防

◆在孕期，需要注重营养均衡，平衡三大营养素的摄入，同时补充微量元素，以提高胎膜的弹性和韧性。

◆加强孕前体检，预防阴道发生炎症。

◆在孕中晚期，为了避免过度劳累和进行高强度体力劳动，建议避免长途奔波和跑步，同时注意不要携带过重的物品。

◆在孕晚期，应尽量避免过度的性行为，避免对子宫造成过度刺激，导致胎膜早破的情况发生。

在孕期，需要特别关注胎膜早破的风险，一旦发生，应尽快就医。产科医师则会根据孕妇的身体状况、孕周和胎儿宫内的安全状况，制订出最适合的治疗方案。

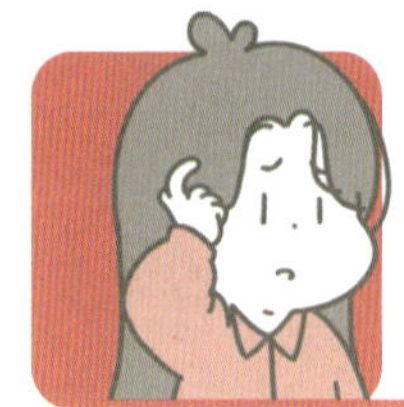

胎位不正怎么办？

什么是胎位不正？

胎位不正也称胎位异常，是造成难产的主要因素，胎位是胎儿在子宫内的位置，正常的胎位应为胎体纵轴与母体纵轴平行，胎头在骨盆入口处并俯屈，颏部贴近胸壁，脊柱略前弯，四肢屈曲交叉于胸腹前，整个胎体呈椭圆形。除此之外，其余的胎位如肩先露、臀先露等均为异常胎位。

引起胎位不正的原因

◆羊水过多、腹壁松弛等，会使胎儿在宫腔内的活动范围过大。

◆子宫畸形、多胞胎、羊水过少等，会使胎儿在宫腔内的活动范围过小。

◆骨盆狭窄、前置胎盘等，会使胎儿的头与骨盆衔接受阻。

胎位姿势

头位

指的是胎儿的身体最靠近子宫颈、最先出来的部位是头，也称为“头先露”。

头 位

臀位

臀位是胎儿臀部在最下面呈现出坐姿，还可根据胎儿脚的位置进行细分：

◆单臀先露：也叫“腿直臀先露”，这是臀位最常见的一种。

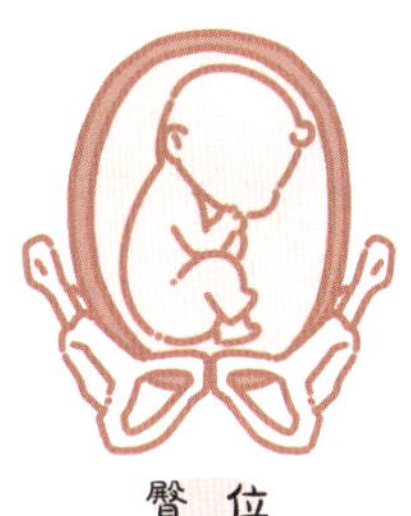

臀 位

◆完全臀先露：也称“混合臀先露”，两腿膝盖折合，交叉放在腹部处。

◆不完全臀先露：脚比臀部先出，是最难经过产道分娩的姿势。

横位

横位的危险程度是最高的。横位最常见的情况是胎儿的肩膀或手在生产时最先露出。肩先露是横位的一种，当宝宝轴位是横位时，则其先露部位为肩膀，称为“肩先露”。

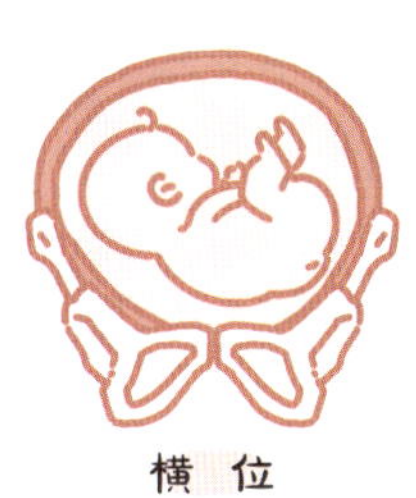

横 位

复合位

复合位是胎儿的身体有两个部分同时为先露部位。多发生于早

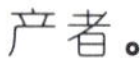

产者。

胎先露部不能完全充填骨盆入口或在胎先露部周围有空隙时均可发生复合位。常发生于经产妇腹壁松弛者、临产后胎头高浮、骨盆狭窄、胎膜早破、早产、双胎妊娠及羊水过多的孕妇。

胎位的调整

胎位不正会给孕妇的分娩带来不同程度的危险。但如果已经是孕 32 周，且没有脐带绕颈的情况，可以通过瑜伽体式来调整胎位。

♡半膝胸卧位

大腿两个膝盖之间的角度略微超过骨盆的宽度，臀部在膝盖的正上面或者稍微往前一点，背部保持平直，肘关节小臂弯曲，在额头的下方放一块瑜伽砖。

如果不想放瑜伽砖，也可以用两个拳头重叠放于额头下方。孕妇可以做前后摇摆，左右摇摆动作，用骨盆带动脊柱去画圈。

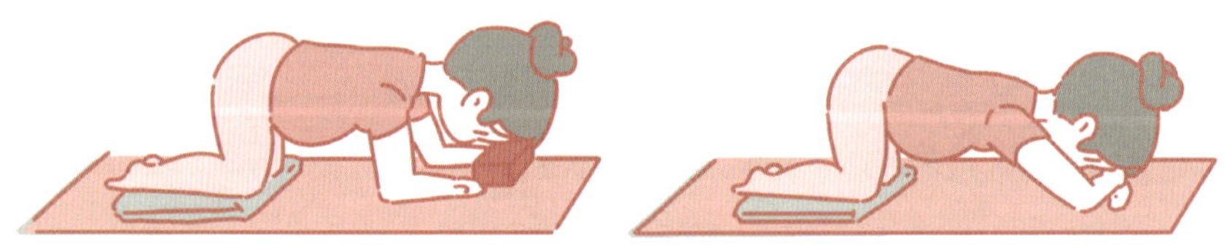

（提醒孕妇不要塌腰、不要驼背）

趴球猫式

这个动作不仅可以调整胎位不正，还可以调整在第一产程才发现的枕后位现象。大腿垂直地面，身体可以稍微往前走一点，胸口趴在球上，两只手重叠，以脸的任意一侧贴在球上之后，轻轻地摇摆。注意给腹部留足够的空间。

- 可以一边摇摆一边和胎儿沟通，让胎儿自然活动。
- 趴在球上左右摇摆。
- 只让骨盆摇摆。
- 使整个后背同步顺时针画圈。

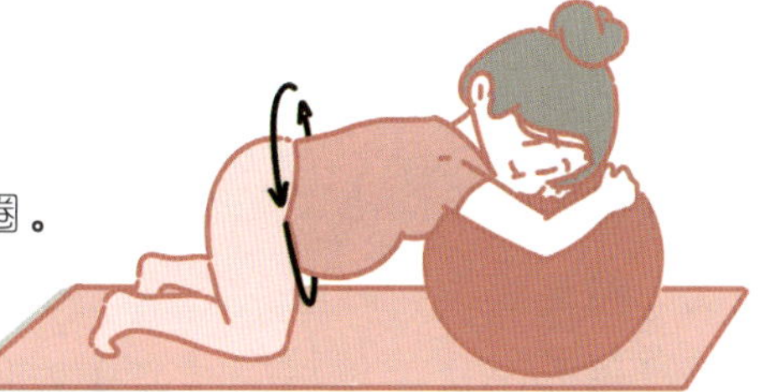

医师有话说

孕妇通过做前倾前屈位体式，让腹部在下，给胎儿留出更多的空间，做前后摇摆的自然活动。胎儿自然而然就会借助地心引力，从空间小的盆腔向空间大的腹腔移动，进而变成枕前位分娩。

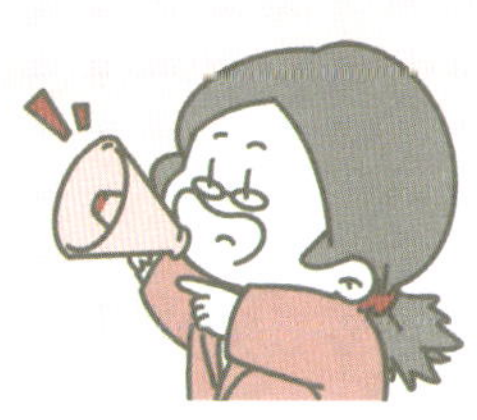

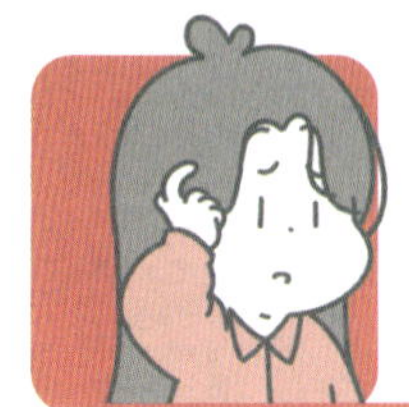

胎位不正能顺产吗？

写在前面的碎碎念

当胎位不正时，自然分娩的风险会增加，因为胎儿的头部是身体最大、最坚硬的部位。当胎儿处于横位或臀位时，身体会先产出，这会导致胎儿无法完全撑开子宫颈，从而使胎头难以顺利产出。在发现胎位不正的情况下，及时采取纠正措施可以实现顺产，而最佳的胎位纠正时间为孕30 ~ 32周。

胎位纠正的方法

♡胸膝卧位法

通常会采取跪伏在床上的姿势，双手贴紧床面，双腿分开至与肩膀同宽，同时将胸部和肩膀尽可能地贴近床面，将自己的面部稍稍偏向一侧。

接着，双腿弯曲，大腿垂直于地面，在开始练习时可采用站立式或坐立式，也可双脚交替地进行。纠正胎位不正的一种常见方式是在家坚持锻炼，而无须借助任何设备或条件。每日进行 2 ~ 3 次，每次持续 10 ~ 15 分钟，一周后建议进行复查。

♡艾灸至阴穴

在进行矫正时，孕妇应当松开裤带，选择坐姿或平卧的方式，以确保母婴健康。如果没有合适的姿势，就需要调整体位，让腹部和臀部处于同一平面，这样更利于胎儿呼吸及血液循环。采用艾卷灸双侧至阴穴，即足小趾趾甲角旁 0.1 寸，每日进行 1 ~ 2 次艾灸，每次持续 15 分钟左右。若孕妇感觉到胎动，可立即采用胸膝卧位，有助于促进胎儿的顺利转胎。如果没有这种感觉的话，则需要每天早晚各进行 1 次艾灸，2 ~ 3 次即可。在进行此项操作时，孕妇需留意艾灸的位置，避免其过于靠近皮肤，以免对自身皮肤造成灼伤。

♡外倒转术

外倒转术适用于孕 37 周后无任何禁忌的孕妇。在操作过程中，医师会在超声的引导下避开胎盘，轻柔地将胎儿臀部推出骨盆入口，然后逆时针旋转胎头，缓慢地推入盆腔，直到胎头到达骨盆入口处，从而达到纠正胎位的目的。

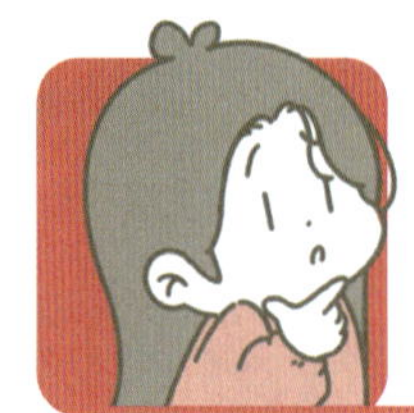

入盆是什么感觉？

—什么是胎儿入盆？—

到了孕晚期，孕妇就会为胎儿的出生做好准备，为了可以顺利被分娩出来，首先要做的就是入盆。

在怀孕的过程当中，胎儿一直生活在羊水和羊膜的包围之中，而在入盆的时候，会以一种头朝下脚朝上的姿势进入骨盆。不过这个时候的入盆还只是浅入盆，等到临近生产的时候，胎儿才会完全进入骨盆。

—胎儿入盆时有什么感觉—

❖ 腹部形状改变

入盆，代表胎儿胎位向下移动。孕妇会发现自己的肚子形状发生改变。

❖ 小腹有下坠的感觉，骨盆有疼痛感

胎儿位置向下移动后，会压迫骨盆腔，产妇会感受到一股下坠的力量和骨盆轻微的压痛。在胎儿入盆后，产妇应该注意休息，避

免提重物，以免腹部下坠力量过大导致胎膜早破。

❖ 不规律的宫缩更为频繁

由于胎儿下坠刺激盆腔器官，导致假宫缩时常发生，产妇不必过于紧张，如果胎儿入盆后发生规律宫缩，应立即就医准备分娩。

❖ 尿频

储存尿液的膀胱位于小腹内，挨着子宫前壁，在胎儿入盆过程中，子宫不断变大压迫膀胱后，使膀胱储存尿液的功能减弱，从而导致女性出现尿频的情况，当然这种尿频不伴有尿痛和尿血。如果产妇除了尿频外，还感觉到尿痛和尿血的话，就要警惕尿道感染的发生。

❖ 呼吸轻松、胃口变好

由于胎儿入盆，胎位下降，减轻了对膈、肺部、心脏、胃部的压迫。这些位置相对较上的器官功能就会逐步恢复，孕妇感觉呼吸顺畅和食欲增加。

胎儿入盆后注意事项

胎儿入盆后意味着胎儿头盆和产妇骨盆相称，而且胎儿位置已经固定。此时，产妇不必过于紧张，做好产前检查及分娩准备。

◆消除不良情绪，产妇应正确认识分娩、消除生产带来的恐惧感，放松心情。

◆要尽快确定分娩的医院、医师及待产包，如果离医院较远，需要提前做好规划，避免出现紧急情况。如果产妇本身还有其他疾病，则需要提前住院待产。

◆孕晚期产妇要注意保持身体皮肤和会阴部干净卫生。

◆孕晚期产妇不要吃太多食物，控制糖分、脂肪和碳水化合物的摄入，因为摄入过多的食物，会导致营养过剩，胎儿容易变成巨大儿，不利于顺利分娩。

◆做好产前检查，产妇应每周按时参加产检，及时了解胎儿具体情况，听取医师的建议。若不符合顺产指征，要提前进行剖宫产。

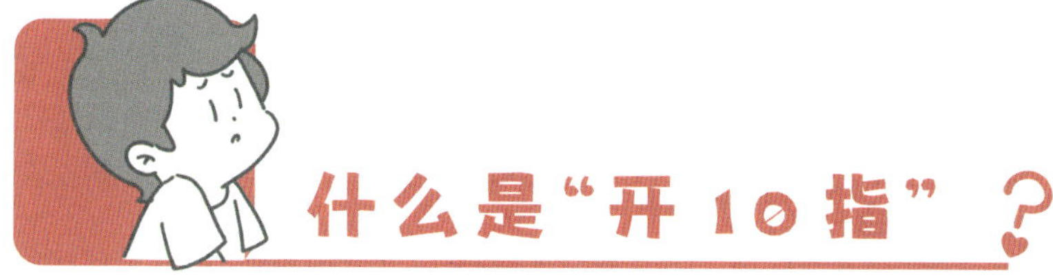

什么是“开10指”？

写在前面的碎碎念

刚开始子宫颈口扩张大概是一个指尖的距离，随着宫缩，子宫颈口会慢慢地张开，产妇会开始有规律地宫缩，而且宫缩间隔的时间也会越来越短，当宫口开到大概10厘米的时候也就叫宫口全开，预示着可以开始生产了。

✚宫口开1指

这时候对产妇来说还相对轻松些，子宫有轻微的收缩，阵痛感还不是很强烈，疼痛神经比较敏感的产妇可能会有类似痛经的感觉，对疼痛不敏感的孕妇可能还感受不到变化。

✚宫口开2指

这一阶段，子宫收缩的频率会慢慢加快，产妇小腹会感觉时不时地发紧、发硬，还会有不规律的轻微阵痛。这时候产妇通过深呼

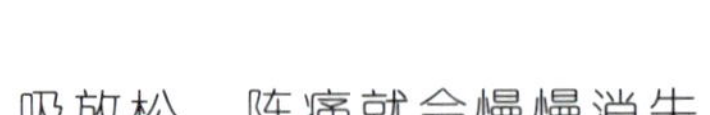

吸放松，阵痛就会慢慢消失。

宫口开 3 指

这一阶段，大多数产妇会开始慢慢出现规律的阵痛，频率为 5 ～ 6 分钟一次。这时胎儿已经做好了降生准备，将自己的身体蜷缩起来，刺激着产妇子宫收缩加剧。

宫开 4 ～ 6 指

从这一阶段开始，阵痛的强度开始增加，间隔的时间也会越来越短，一般情况下，阵痛频率加快至 3 ～ 5 分钟一次，每次持续 30 ～ 60 秒。这时胎儿已经以前倾的姿势进入产妇的骨盆了。

宫口开 7 ～ 8 指

这一阶段，阵痛的间隔时间为 2 ～ 3 分钟一次，而且产妇的痛感也会非常强烈，子宫收缩的频率也会逐渐加快。这时的胎儿也正在努力通过狭窄的产道，一边旋转一边下降。

宫口开 9 ～ 10 指

这一阶段，阵痛的间隔时间为 1 ～ 2 分钟一次，很多产妇已经适应了宫缩时的疼痛，此阶段是开宫口的最后阶段。这时胎儿身体会不停地旋转、下降，最后慢慢进入产道娩出。

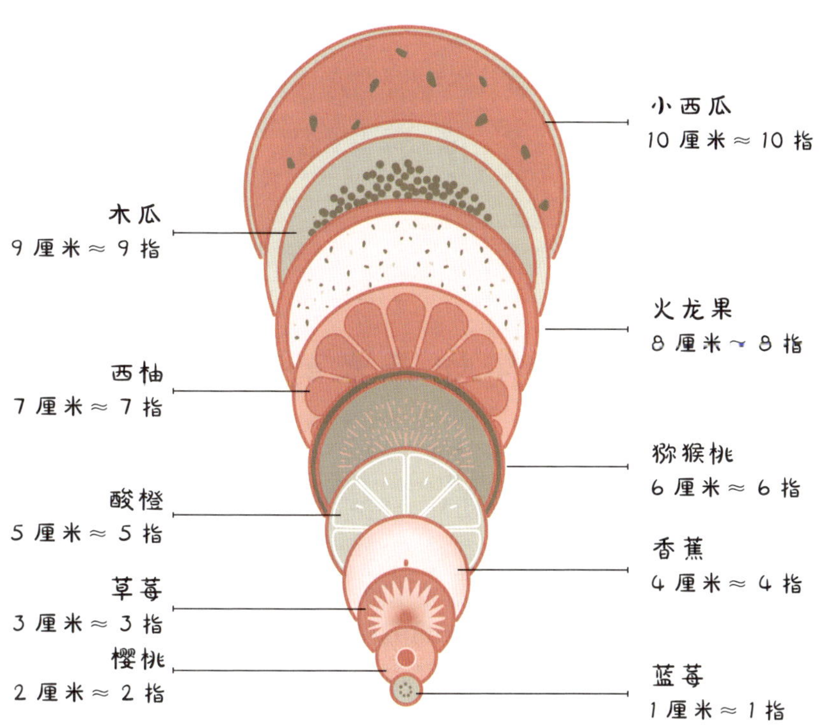

开宫口分期

开宫口主要分为潜伏期和活跃期。

潜伏期的时候宫口扩张的速度会比较慢，一般是从有规律的宫缩开始宫口扩张，宫口开大至 4 厘米为潜伏期。

活跃期为宫口扩张的加速阶段，一般以宫口扩张 5 厘米作为活跃期的标志。

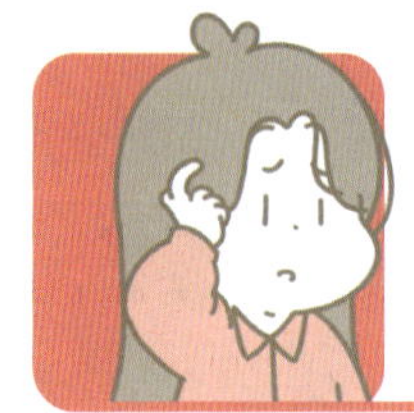

顺产时直切、侧切哪个更好

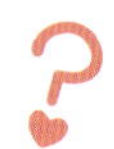

—会阴切开术的方式—

会阴切开术有两种不同的方式，一种是会阴正中切开，也称为直切，另一种则是后 - 侧切开，也称为侧切。一般情况下，提倡自然分娩，不常规切开会阴。

直切是在会阴后联合中线的软组织上切开一个朝向肛门的切口，可以协助产妇更快地完成分娩过程。

而侧切则是在会阴的左侧或右侧，沿着会阴后联合中线约 45°的方向，切一个开口，其中包括皮肤、肌肉和部分阴道黏膜。

无论是进行直切还是侧切，其根本目的在于扩大“出口”的尺寸，以便让宝宝更顺利地降生。

—直切与侧切之间的差异—

♡对于技术的要求

如果医师在直切时技术还不够娴熟，那么“切多了”的动作很可能会对肛门造成伤害，因此直切手术对医师的技术水平要求更为严格。传统的直切法一般都是向中间或者斜前方，这样做可以保证在切除过程中不会损伤直肠和乙状结肠。侧切是向两侧延伸的，对技术的要求并不过于苛刻。

♡对产妇的身体伤害

沿着肌肉纹路进行直切，能够有效地减少出血量和疼痛感，同时也能够缩短伤口恢复的时间。斜角切割法的手术效果好，创伤也很小，产妇术后疼痛和肿胀程度都有所减轻。然而，对医师技术水平的要求极为苛刻，一旦发生撕裂，伤口便会迅速膨胀扩大。

有时候，即使医师技艺精湛，也无法直接进行切割操作，例如，在使用产钳时，建议避免直接进行切割，因为这很可能会导致撕裂。医师或助产士的决策并非仅限于技术层面，而是会考虑到每位产妇的独特情况。

产后的护理措施

避免感染

在产后恢复期间，如果产妇的恶露仍未完全排出，务必注意预防感染的发生。因为恶露中含有细菌，这些细菌容易增加会阴切口感染的风险。每日可轻柔地用柔软、干净的蘸有温开水的毛巾沾湿擦拭；若发现有渗液，应及时更换新敷料。在进行伤口清洁时，应由前方至肛门处，以避免细菌滋生并扩散至伤口。还可选用 0.5% 碘伏作为外阴消毒液，每日 2 次，每日必须对伤口进行彻底消毒，

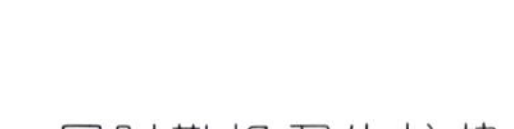

同时勤换卫生护垫。

❖尽可能穿纯棉内裤

为了促进伤口愈合，建议产妇选择纯棉材质的内裤，纯棉内裤可以提供更好的透气性和舒适感。

❖预防排便不畅

为了预防便秘和避免过度用力导致伤口再次裂开，建议产妇多食用富含膳食纤维的食品，如新鲜蔬菜、水果、粗粮等，还要摄入至少 2000 毫升液体，以软化粪便，使粪便易于排出。在如厕时，请勿过度施力，以免影响身体健康。

❖挑选适宜的卧姿

如果产妇的伤口位于左侧，建议采取右侧卧位。如果伤口在右侧，建议采用左侧卧位。这样有助于减轻对伤口的压迫，同时也有利于伤口的愈合。

❖及时寻求医师的帮助

当伤口周围出现红肿、热痛等炎症表现时，同时伴随着硬结和挤压时产生的脓性分泌物，很有可能是由于伤口感染所致，因此必须及时告知医护人员，并采取早期处理措施，以避免伤口感染进一步恶化。

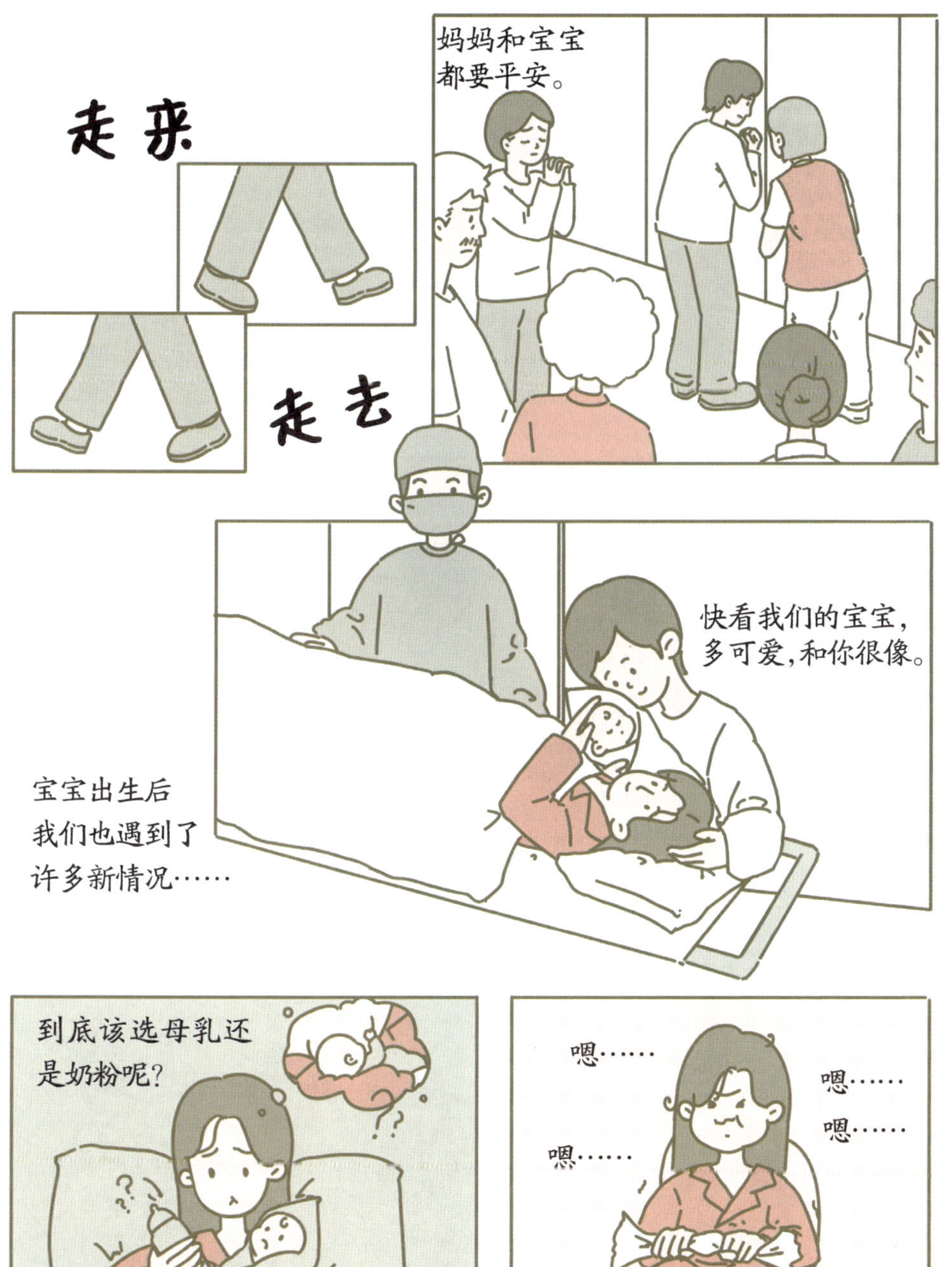
走来
走去
妈妈和宝宝
都要平安。
快看我们的宝宝，
多可爱，和你很像。
宝宝出生后
我们也遇到了
许多新情况……
到底该选母乳还
是奶粉呢？
嗯……
嗯……
嗯……
嗯……

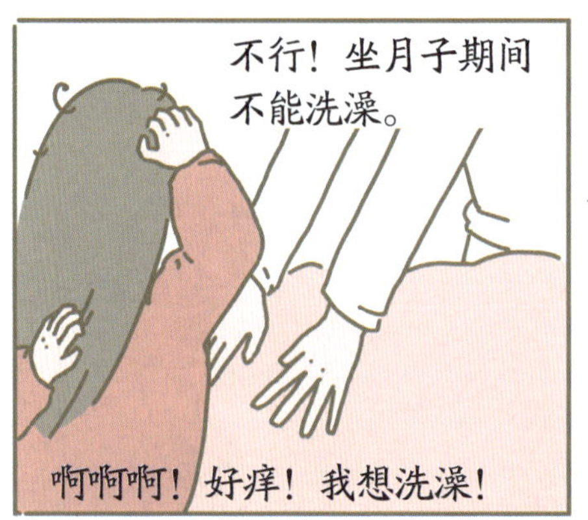
啊啊啊！好痒！我想洗澡！
不行！坐月子期间
不能洗澡。

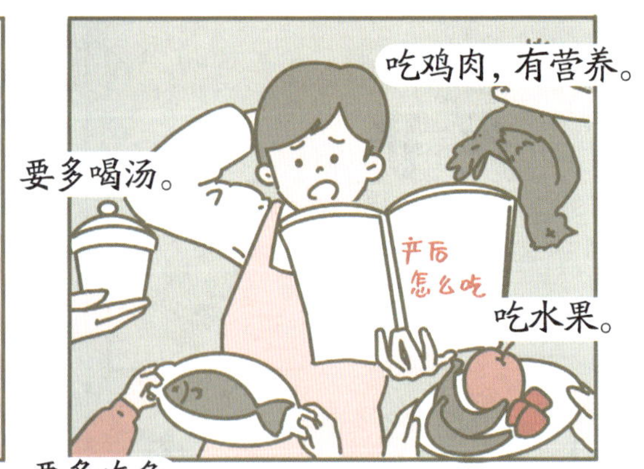
吃鸡肉，有营养。
要多喝汤。
产后
怎么吃
吃水果。

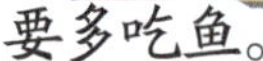
要多吃鱼。

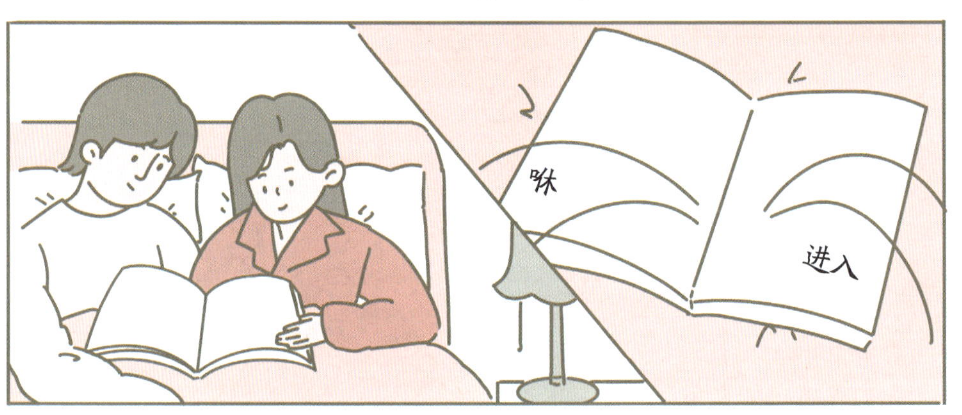
咻
进入

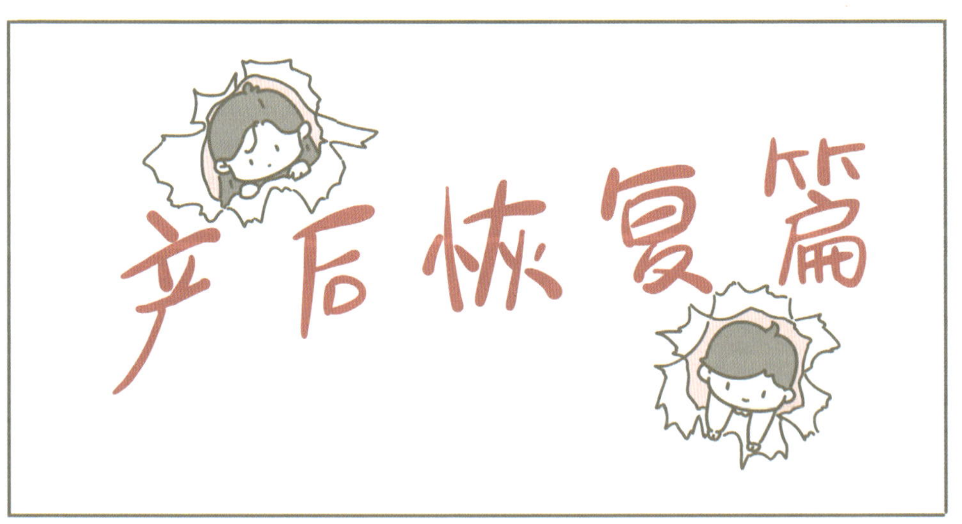
产后恢复篇

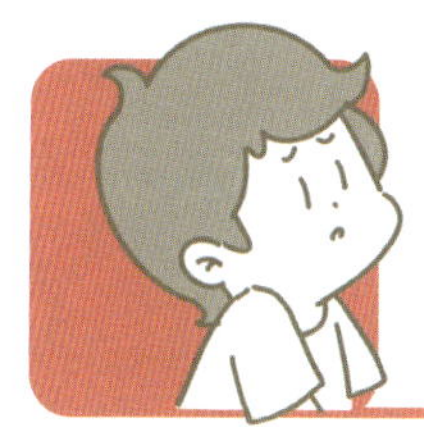

产后进食时间及月子餐的注意事项有哪些

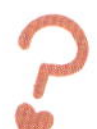

◆选择顺产的妈妈，产后 1 小时进食流质饮食或清淡半流质饮食，以后可进食普通饮食。

在产后，避免立即摄入高脂、高蛋白的食物，因为如果初乳过于浓稠，可能会导致乳汁排出不畅。产后的第一周内，建议增加低脂流质或半流质食物的摄入量，并逐步增加富含高营养价值的食物，例如，鲑鱼、鲢鱼和猪蹄汤等。

◆进行剖宫产手术的妈妈，术后 6 小时后即可进食少量半流质饮食。

在剖宫产术后的 6 小时内，必须严格遵守禁食规定，因为麻醉药物的药效尚未完全消除，全身反应不佳，进食可能会引起呛咳、呕吐、腹胀等不适症状。

若产后 6 小时仍未排出气体，新手妈妈可食用萝卜汤等具有促进肠胃蠕动、缓解腹胀、促进排气等功效的食物。

此外，新手妈妈还应注意适当增加蛋白质和碳水化合物含量高的食品。通常在肛门排气后的 1 ~ 2 天内，可以食用半流质食品，例如，蒸蛋羹、稀粥、软烂面条等，随后再逐渐过渡到正常的月子饮食。

顺产与剖宫产妈妈的月子餐饮食原则:

1 数量要精

如果产后妈妈需要哺乳，适量增加食量是必要的，不必因为过多的食物摄入可能会导致肥胖问题而烦恼，食量稍增加也不会对产后恢复产生影响。

2 种类要杂

应该选择多样化的食物种类，并将荤素搭配在一起食用，食物的种类越丰富越好。

3 食物要稀

由于产后妈妈需要大量分泌乳汁，因此必须增加食物中的水分摄入，而流质食物，如汤、粥等，则是一种极佳的选择。

4 烹煮要软

在烹饪过程中，应注重食物的细软程度，也可以适当增加米饭的软烂程度，避免食用油腻食品。

在产后体力透支的情况下，部分产后妈妈可能会出现牙齿松动的问题，因此建议避免食用质地坚硬、外壳较厚的食物。

5 少食多餐

在坐月子期间，由于新手妈妈肠胃还较为虚弱，因此在进食时应避免一次性摄入过多食物，但同时也要注意避免过度饥饿，所以除了正常的三餐之外，还应在两餐之间适度增加食物，以刺激肠道消化功能的恢复。

6 补充蛋白质

对新手妈妈而言，增加蛋白质的摄入量是十分必要的，因为蛋白质的摄入可以提高乳汁的品质。同时也要注意避免一些容易引起过敏的食物，如鱼粉、骨胶、虾蟹壳及海产品中含有较多的变应原物质。

一般而言，哺乳期的新手妈妈每日应摄入 20 克蛋白质，建议采用动物蛋白和植物蛋白的搭配方式。动物性蛋白质以肉类为最佳。富含高品质蛋白质的食品种类繁多，其中包括瘦肉、鱼虾、鸡蛋、牛奶及大豆等。

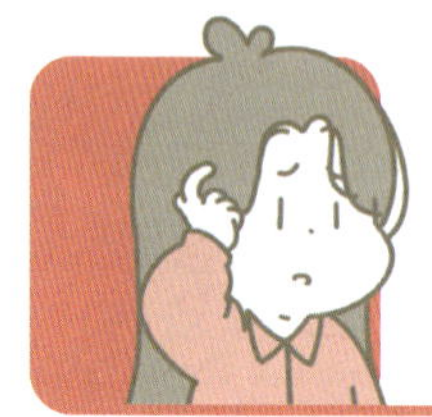

如何为宝宝提供母乳喂养

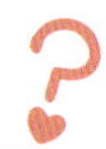

哺乳心爱的宝宝，新手妈妈会感到一种无以言表的心灵愉悦和幸福。

新手妈妈每天都与宝宝一起成长，在这种环境中，她们会更加懂得珍惜宝宝的每一天。每当新手妈妈注视着怀中的宝宝吸吮着自己的乳汁，幸福感会涌上全身，同时也会激发出内心深处强烈的母爱情感。

当然，新手妈妈在给宝宝哺乳的过程中也会遇到一些问题需要解决，这就要求她们必须掌握科学有效的哺乳知识，以便为宝宝营造一个安全舒适的环境。

哺乳是一项看似简单的任务，实则涉及诸多学问，需要新手妈妈放松全身肌肉，采用舒适的体位，以促进乳汁的顺畅排出。

还要注意观察宝宝是否能顺利吸吮母乳，如果不能吸到母乳或吸不出时，注意排除乳腺管堵塞、乳头凹陷等问题。

母乳喂养注意事项

♡应当注视着宝宝进食

当新手妈妈为宝宝哺乳时，目光应该紧紧地注视着宝宝，而当宝宝感受到那种眼神交会、肌肤相互吸引的感觉，并且时不时注视着妈妈充满爱意的脸庞时，吸吮乳汁的力度会更大，有时还会发出欢快的哼哼声。此外，宝宝吸吮能够激发新手妈妈的下奶反应，从而分泌出一种催乳素，该物质能够刺激乳腺分泌乳汁，从而促进妈妈的乳汁分泌。

当宝宝把乳头吸到嘴内以后，新手妈妈就能感受到自己体内有乳汁的分泌。同时，新手妈妈还可以观察到宝宝是否出现了吐奶、是否存在鼻腔阻塞等多种现象。

♡躺着、坐着哺乳

新手妈妈为宝宝哺乳可以选择多种方式。无论是仰卧还是坐姿，都是可行的，但必须遵循一项准则，即在确保哺乳姿势正确性的前提下，提供舒适的体验。

◆当新手妈妈躺着给宝宝喂奶时，需要使用枕头或靠垫来支撑背部和胳膊，特别是头部，需要适当垫高一些。使用枕头或靠垫可以帮助宝宝保持头部、背部和臀部与身体平齐，但需注意头部高度不宜过高。

◆当坐姿哺乳时，这时新手妈妈可以坐在高凳上，双脚放在矮凳上，以免造成下肢疲劳，新手妈妈的背部需要有椅背或支撑物支撑，把宝宝放在新手妈妈大腿上，新手妈妈的一只手搂住宝宝的头颈和肩，这样宝宝的身体就和新手妈妈的胸部、腹部紧紧地贴在一起。新手妈妈另一只手拇指与示指分开，呈“C形”托起乳房，将乳头缓缓送入宝宝口中，让宝宝含住大部分乳晕，使其有规律地吸吮乳汁。总之，新手妈妈在躺着或坐着喂奶时，需要进行全身肌肉的松弛和舒适的体位调整，以促进乳汁的顺畅排出。

♡协助宝宝吸吮乳晕区域

哺乳的关键在于协助宝宝吸吮乳头，审视宝宝的体位，特别是对于宝宝的吮吸方式具有至关重要的意义。新手妈妈在给宝宝喂奶前一定要让宝宝养成正常含哺习惯，并让宝宝有一个良好的吸吮姿势。

当新手妈妈开始哺乳时，可以调整自己的姿势，用手环抱住宝宝，另一只手托住乳头，然后轻触宝宝的口唇，以此引发宝宝的觅食反射。当宝宝张开嘴巴，舌头向下时，将宝宝靠向自己，让宝宝大口地含住乳晕。

这时新手妈妈的乳房会紧贴宝宝的胸部，而不是紧紧地压在宝宝身上。在吸吮过程中，宝宝能够充分地挤压乳晕下的乳窦，以促进乳汁的排出，同时刺激乳头上的感觉神经末梢，从而刺激泌乳和排乳反射。

在哺乳过程中，新手妈妈需要了解宝宝吸吮时的姿势是否正确，以确保宝宝的吸吮行为得到恰当的控制。一般情况下，宝宝会表现为两个不同方向的伸舌和张口。若宝宝的颌部肌肉呈现出缓慢而有力的状态，并伴随着有规律地向后伸展运动，直至达到耳部，则表明该姿势是正确的；若在宝宝吸奶或吞咽时下颌向前伸出，则表示该姿势不对。相反，若出现面颊向内凹陷的动作，则表明该体位不当，应立即实施矫正措施。

另外，妈妈喂养宝宝的姿势不正确，宝宝吸吮运动会对牙颌骨的生长发育起到不正常的引导作用，从而影响颌骨的发育。正确的哺乳姿势应该是坐着环抱式，宝宝的嘴及下颌部贴住妈妈乳房，妈妈与宝宝胸贴胸，腹贴腹。

♡先吃奶水比较少的乳房

正确的哺乳方式是，在宝宝处于饥饿状态时，通过吸吮乳房的力量和速度，使其产生更强的刺激，从而促进乳汁分泌的增加。

若长期限制宝宝仅摄取单侧乳房的乳汁，则可能导致其头部偏斜、颈部偏斜、斜视，从而对其生长发育造成严重的不良影响。

导致此现象的根源在于部分新手妈妈倾向于用右手抱着宝宝进食，从而导致右侧乳房的哺乳次数增多，奶液也因此充盈，结果右侧乳房的乳汁总是分泌得更多。有些新手妈妈倾向于以左手搂抱着自己的宝宝进食，那么，她们的右侧乳房可能会出现胀痛的情况。

上述做法是不恰当的，因为当宝宝吃完胀奶的乳房时，大概率已经饱了，不想再吃另一侧的乳房，久而久之，由于吸吮的刺激，胀奶的乳房会分泌更多的乳汁，而奶水少的乳房则会因缺乏刺激而分泌更少的乳汁，从而形成一个乳房大一个乳房小、一边胀一边不胀的情况。

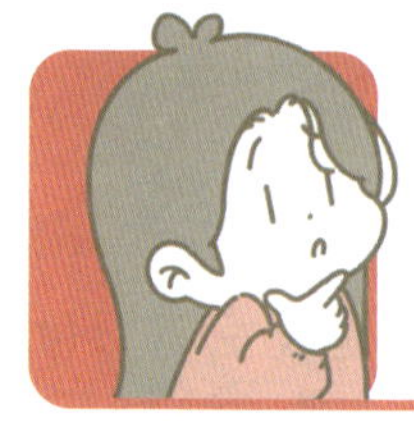

怎样判断母乳是否充足

写在前面的碎碎念

母乳是最适合宝宝的食品之一，对于那些缺乏哺乳经验的新手妈妈而言，有时候很难判断自己的宝宝是否真正得到了充足的食物供应。

当母乳供应充足时，宝宝在最初的5分钟内便能吃个半饱，而在此之后，宝宝便会进入宁静的睡眠状态。相反，当母乳缺乏时，宝宝则会哭闹不止。若想知道母亲乳汁是否充盈，可从多个角度进行观察。

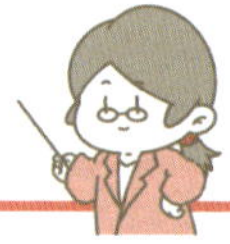

宝宝的睡眠状态

通过观察宝宝的睡眠状态，可以判断其是否已经摄入足够的食物。宝宝在饱食之后会感到满足，通常能够安然入睡2～4个小时。

对于那些年龄较小的宝宝而言，他们的睡眠时长也会相对较长。若宝宝情绪不稳，或在睡眠不足1～2个小时便惊醒，常表明其饥饿感未得到充分满足，则应适度增加哺乳量。

宝宝的排泄物

通过观察宝宝每日的大小便次数，可以直接推断出母亲奶水供应是否充足。

在正常情况下，经过母乳喂养的宝宝，其粪便呈黄色或金黄色，多为均匀膏状或带少许黄色粪便颗粒。

宝宝在接受奶粉喂养后，其粪便呈现出淡黄色，质地较为干燥。如果宝宝大便和小便的颜色不一样，则表明可能存在问题。

若宝宝每日大便次数在 2 ～ 4 次，小便次数在 8 ～ 9 次，这表明其已达到饱食之境。

通常情况下，乳汁摄入不足的宝宝，其大便次数也随之相应减少，有时一天不到一次，小便次数不足 7 次，且便量较少，甚至可能出现便秘情况，这表明宝宝并未得到充分的营养。

宝宝的体重

测量宝宝的体重，是评估其饮食摄入是否充足的可靠依据。

宝宝体重越重，表示他吃得越多，对营养的吸收和利用就会更好。在进行宝宝体重测量时，应避免在宝宝出生后 7 ～ 10 天进行，因为此时宝宝正处于生理性体重下降的阶段，体重下降属于正常现象。

因此应该在宝宝出生 10 天后测量体重，每周进行一次。如果宝宝每天都能得到足够的母乳喂养，则说明这段时间内他已经获得足够的营养供应，也可以不必再额外地称重了。若计算出的体重增加数低于20克，则可推断母乳供应不足，导致宝宝无法获得足够的营养。

❖宝宝吃奶时间

通过观察哺乳时间的长短，可以推断出宝宝是否已经充分进食。

一般情况下，当母乳供应充足时，宝宝在进食约20分钟后，会逐渐松开乳头，随后停止进食，这意味着宝宝已经饱食一顿；如果哺乳时间在20分钟以上，甚至在30分钟以上，宝宝仍不愿意松开妈妈的乳头，那就是奶水不够。

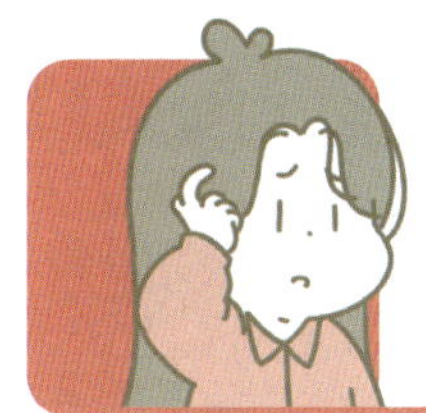

什么是积乳？出现积乳该怎么做？

写在前面的碎碎念

哺乳期妇女因乳汁淤积、排出不畅而导致乳房局部出现包块和胀痛不适等一系列临床症状，即积乳症，是母乳喂养中普遍存在的问题之一。

新手妈妈会因积乳所带来的身体痛苦和焦虑、恐惧等情绪可能会导致拒绝母乳喂养，若不及时采取措施，可能会发展为急性乳腺炎，甚至形成乳腺脓肿。

应对之策 —— 实施按摩疗法

1

第一步

在进行按摩之前，建议先进行手部清洁，并尽可能地吸空乳房，同时备好一块温热、干净的毛巾。

2

第二步

右手拿毛巾，左手拇指、示指将乳头固定、翻开，用干净的毛巾清理乳头表面的奶渍、奶栓、脱落表皮等。清洁乳头以确保乳汁的排出更加通畅。

3

第三步

清洁乳头的同时，用示指和拇指分别从上下左右各个方向进行提捏，力度要恰到好处。

4

第四步

采用指揉法，以乳头为中心，反复推揉乳晕，以缓解乳晕区的压迫，从而增加乳量。

5

第五步

在乳房区域均匀涂抹润滑介质（如按摩乳、按摩油、甘油、宝宝润肤油等），用双手拇指从乳根向乳头方向均匀推捋，力量由轻到重、由外及内，直至乳块变得柔软。注意不摩擦皮肤、避开血管，以免皮肤红肿、损伤，局部乳房疼痛、新发硬结等情况的发生。

6

第六步

在按摩结束后，使用温热的毛巾对整个乳房和乳头进行清洁，用手再次全面检查乳房，确认积乳消失后，及时进行哺乳。

预防乳腺炎的护理措施

为了预防乳腺炎的发生，新手妈妈可以采用以下护理措施，这些措施不仅可以提高自身免疫力，还能有效降低乳腺炎的发生率。

◆在产后，保持内心的宁静和愉悦，让自己变得开朗自信。

◆饮食宜清淡，饮水宜适量，以确保乳汁畅通。若食用过多的高油、高脂食物可能会导致乳汁浓稠，从而形成结块并阻塞乳腺导管。

◆遵循定时哺乳的原则，采用左右交替的方式，尽可能排空乳房，以确保乳腺导管通畅，同时注意保持乳房的清洁。

◆当乳房出现结块胀痛时，建议尽早采用热敷和按摩的方法进行排乳，若症状未得到缓解，则应尽快寻求医疗帮助。

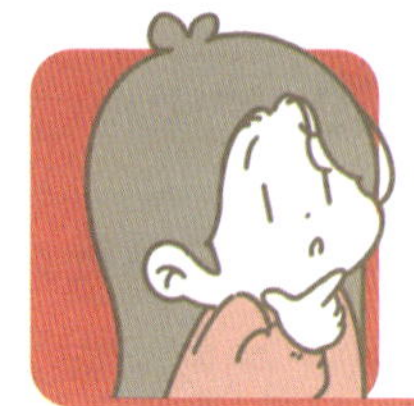

哪些妈妈不适合母乳喂养

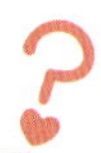

尽管母乳喂养具有诸多优点，但对于那些患有以下疾病的妈妈而言，哺乳宝宝并不是一个适宜的选择。

♡传染病急性期

当新手妈妈患有开放性结核病、乳房感染、处于各种肝炎的传染期或乳房手术未愈时，哺乳对宝宝感染的风险将显著增加，因此不宜给宝宝哺乳。

♡严重慢性疾病

新手妈妈如果患有严重的心脏疾病、肾脏疾病、严重贫血、恶性肿瘤或其他职业病等，那么哺乳宝宝也是不被推荐的。

特别是对于那些患有心脏功能衰竭的新手妈妈而言，哺乳行为可能会进一步恶化她们的病情。

♡严重精神病及产后抑郁症

对于那些患有严重的精神疾病和产后抑郁症的新手妈妈而言，她们的哺乳行为会对宝宝的安全构成潜在威胁，所以不推荐。

♡慢性病需长期服用药物

对于那些需要药物控制癫痫、正在使用药物治疗甲状腺功能亢进（减退）或正在使用抗癌药物治疗肿瘤的新手妈妈而言，哺乳是不适宜的，因为这些药物可能会进入乳汁中，从而对宝宝造成不良影响。

♡细菌感染期或病毒急性感染期

当新手妈妈处于此时期时，其乳汁中会含有致病的细菌或病毒，这些细菌或病毒可以通过乳汁传递给宝宝。在感染期，新手妈妈需要使用药物，因为大多数药物可以从乳汁中排出，如红霉素、链霉素等，这些药物会对宝宝造成不良后果，因此需要暂停哺乳。

♡接受放射性碘治疗的妈妈

对于需要接受放射性碘治疗的新手妈妈而言，由于乳汁中的碘元素可能会对甲状腺功能造成损害，因此，在疗程结束后，需要对乳汁中的放射性物质水平进行检测。只有当检测结果达到正常水平时，新手妈妈才能继续进行哺乳。

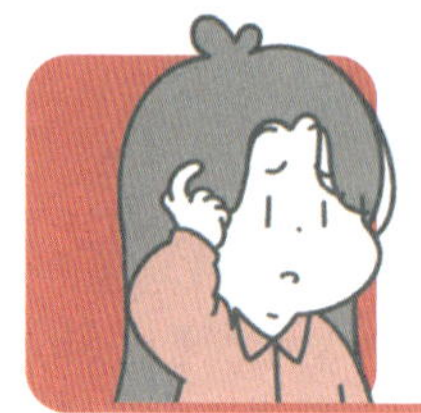

怎么给宝宝进行人工喂养

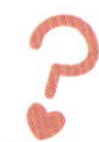

写在前面的碎碎念

由于种种原因，新手妈妈无法为宝宝提供哺乳服务，因此，进行人工喂养是唯一可行的选择。

为了满足宝宝的营养需求，可以选择使用牛乳、羊乳、其他兽乳或代乳品进行人工喂养。尽管人工喂养带来了许多益处，但不应轻易放弃母乳喂养，特别是随着各种加工奶制品质量问题的不断出现，会导致许多婴幼儿都受到伤害。

对于新手妈妈来说，母乳喂养至少需要 6 个月的时间，尤其需要强调的是要确保新生儿能够在最初一周内获得初乳。

此外，相较于母乳喂养，人工喂养容易导致营养不良和消化功能紊乱，但若能选用高品质的乳制品或代乳品，并进行适当的调配和充足的供量并注意消毒，同样可以满足宝宝生长发育所需的营养。

人工喂养时需要特别留意的相关事项

为了确保宝宝的健康成长，新手父母必须了解人工喂养的复杂性和严谨性，并掌握相关注意事项。

❖ 确保卫生安全

相较于母乳喂养，采用人工喂养方式的宝宝更容易出现腹泻。这是因为母乳中含有大量微生物和多种酶及抗体等成分，而人工喂养的宝宝则是由奶粉提供营养的，再加上宝宝本身免疫力较差，更易导致感染或其他不良反应。

疾病一般源于口腔，宝宝从母乳中获得营养，也可以通过各种途径摄入病原菌和病毒。由于新生儿的身体素质较弱，缺乏抵御疾病的能力，因此容易受到细菌的侵袭。所以，在使用牛乳和配方奶进行喂养时，父母必须彻底清洗双手，并对喂奶工具进行严格的消毒处理。

◆ 奶瓶

在哺乳过程中，奶瓶是不可或缺的器具。

如果奶瓶上沾有食物残渣，可用软布擦去。为了保障新生儿的身体健康，新生儿的父母需在每次哺乳前后彻底清洗奶瓶，接着分别清洗奶嘴和瓶身，最后使用一把小型刷子彻底清除残留。这样做既能保持奶液原有的色泽、味道及营养，又可防止细菌污染。应将奶嘴翻转，随后用清水彻底冲洗一遍，最后对奶嘴进行消毒处理。还要备有额外的奶瓶和奶头，每日进行一次集中消毒，以备后用。

◆奶锅

在进行煮奶之前，务必对奶锅、手柄进行彻底、周密的消毒处理，对锅和碗等器皿进行清洗及洗刷干净，以免污染奶液。针对个人实际情况，可采用不同的消毒方式。

目前比较常用的是煮奶之前用热水或冷水将手柄浸泡一下后再消毒的方法。消毒方法的种类繁多，包括但不限于煮沸消毒、消毒剂消毒、蒸汽消毒机消毒及微波消毒等手段。

❖请勿将新鲜的牛奶供应给新生宝宝

鲜牛奶不但蛋白质分子结构巨大，难以被人体有效吸收，而且磷含量过高，导致钙的吸收受到了直接的干扰。如果长期喝鲜牛奶，可能造成贫血等疾病。

新生宝宝的肾脏发育未成熟，鲜牛奶中的蛋白质含量高于母乳，会导致其肾脏负担加重。其次，在鲜牛奶中，酪蛋白和乳清蛋白的比例大约为 4 ∶ 1，是构成蛋白质的主要组成部分，当宝宝第一次喝到新鲜的牛奶时，容易产生腹泻症状。在胃酸的作用下，酪蛋白分子呈现出高度复杂的结构，形成了一种难以消化的乳状凝块。因此，新生宝宝并不适宜享用新鲜的牛奶。

在喂养宝宝时，家长应优先考虑采用符合国家标准的配方奶粉，尤其是在母乳不足的情况下，应尽可能选择最接近母乳配方的奶粉，以确保宝宝的健康成长。同时，要注意在选购时多了解一些关于奶粉方面的知识和常识，以便能正确地使用。对于初为父母的人而言，市面上可供选择的奶粉品种繁多，因此需要仔细比较和挑选。

实施人工喂养的程序和技巧

在进行奶粉配制之前

为了确保质量，建议使用直式奶瓶，并选择合适大小的奶嘴。

根据奶粉包装上的用量说明，以及新生儿的体重，向奶瓶中注入适量温水。使用专用计量勺取适量奶粉，将其投入奶瓶中，轻轻摇晃使其均匀混合。在开始喂食之前，建议先对温度进行测定，先将已经配制好的奶滴到手腕内侧，如果感觉温度不会过高或过低，就可以给宝宝喂奶了。

喂养中正确操作方法

为了达到最佳的哺乳效果，建议采用与母乳喂养相同的姿势，以坐姿为宜，姿势舒适，肌肉放松。

不要把奶嘴放在宝宝口唇上或靠近嘴巴的部位，以免影响其正常吞咽。

在哺乳过程中，应先用奶嘴轻触宝宝的唇瓣，以刺激宝宝的吸吮反射，接着小心地将奶嘴放入宝宝的口中，注意保持一定的倾斜度，以确保奶瓶内的奶始终充满奶嘴，避免宝宝吸入空气。在喂完奶后，可用手轻拍宝宝的背部进行顺奶，排除多余的气体。

此外，新手妈妈应当注视着宝宝，以柔和的方式与其父谈并微笑，这些行为有助于增进宝宝和母亲之间的情感。

✚喂养后的操作方法

在喂完奶后，立即将瓶中残留的奶液倒出，然后将奶瓶和奶嘴分离并彻底清洗干净，接着将奶瓶放入水中煮沸约 25 分钟（或者使用消毒锅对奶瓶进行消毒），最后取出备用。

- 医师有话说

另外，请注意给宝宝拍嗝。新手妈妈应当将宝宝抱直，轻轻拍打其背部，以促进呼吸，将吸入胃中的气体排出，避免吐奶现象。

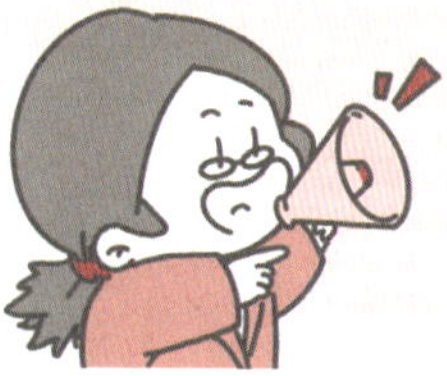

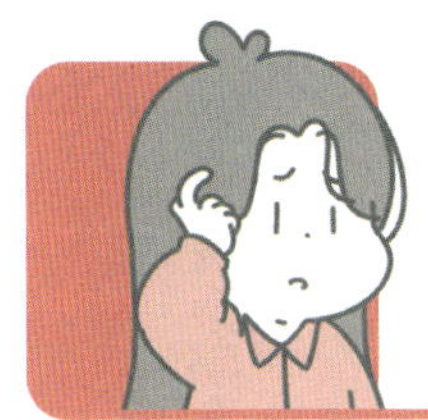

哺乳期如何护理乳房

♡挑选适宜的内衣，以确保其松紧适宜

在哺乳期，母亲的乳腺内充盈着乳汁，这会导致乳房重量显著增加，同时也更容易出现下垂的情况。

如果乳房过于肥大的话，就可能压迫到胸肌和肋软骨等组织器官，使它们发生病变而引起疼痛或不适。因此，在哺乳期间，挑选合适的内衣至关重要，只有松紧适宜的内衣才能充分发挥其提托作用。

在挑选内衣时，哺乳妈妈应当考虑到舒适度，内衣不宜过于宽松，以免影响乳房的提托效果；同时，内衣也不宜过紧，否则会对乳房健康造成不利影响。

在材料的选择上，应当优先考虑那些具有吸汗、透气、无刺激性的材质，化纤材质则不太适宜。

♡以恰当的方式进行哺乳

在进行母乳喂养时，需要与宝宝进行“胸部贴紧，腹部贴紧，下颌贴紧乳头，视线相对”的操作，以确保宝宝能够含住乳头和大部分乳晕。

同时，妈妈还要注意保持乳房的清洁干燥，并经常擦洗乳房。

正确的哺乳姿势不会对乳头造成伤害，还要避免宝宝含着乳头入睡，以免宝宝出现窒息的情况。

♡乳头内陷

对于乳头短小或内陷的情况，可以每天乳头牵扯练习并捻转乳头 2 ~ 3 次，每次 20 ~ 30 分钟，或者使用吸奶器进行吸引后再次提拉，也可以采用按摩的方式进行矫正。

♡乳房胀痛

若乳房出现胀痛，可先施以温热之法（如有局部发烫，则先施以冷敷），然后沿着乳腺管道呈放射状，由乳房边缘向乳头施加压力。这样能刺激腺体分泌更多的泌乳激素，从而减轻疼痛。

♡乳头干裂

以乳汁湿润乳晕区域是常用的方法。如果发现乳头干裂时，也可以及时涂些乳头护理霜或维生素 E 等。

在哺乳后，可以将适量的乳汁挤出并涂抹在乳头和乳晕上，不必急于穿衣服，而是先让乳头暴露在外，直至其变得干燥。乳汁中含有丰富的蛋白质，具有抑制细菌生长的功效，有助于促进乳头皮肤的愈合。为了促进伤口的愈合，建议每日使用 10% 复方苯甲酸酊或维生素 E 涂抹已裂伤的乳头，以达到最佳的愈合效果。

如果感到难以忍受的疼痛，可以将乳汁注入奶瓶，以供宝宝喂养。

哺乳期用药需要谨慎

慎用西药

许多新手妈妈都认为，在怀孕期间使用药物需谨慎，因为这可能会对胎儿的健康造成危害，而对于产后来说，这一问题已经不再存在。

其实，这是不对的，哺乳期间用药也需要谨慎，因为大部分药物可能会通过血液循环进入乳汁，从而影响宝宝的健康，导致宝宝中毒，如损害肝功能、抑制骨髓功能、抑制呼吸、引发皮疹等，对宝宝的健康产生极大影响。新手妈妈需要慎用的、对宝宝影响较大的药物如下。

新手妈妈需要慎用的、对宝宝影响较大的药物	
抗甲状腺药	如碘剂、甲巯咪唑、硫氧嘧啶等
抗生素	如红霉素、氯霉素、四环素、卡那霉素等
镇痛药	如吗啡、可待因、美沙酮等
抗肿瘤药	如氟尿嘧啶等
镇静、催眠药	如苯巴比妥、地西泮、氯丙嗪等
其他药	糖皮质激素、西咪替丁、阿司匹林、利血平等

不宜滥用中药 !!!

在产后服用中药时，需要留意是否对乳汁的分泌产生影响，以免干扰哺乳过程，从而对宝宝的健康产生不良影响。

所以产后服用中药必须根据产妇不同阶段和生理特点进行辨证施治。

众所周知，中药具有调理身体的功效，能够缓解症状。因此，产妇在分娩后一段时间内，均应根据自己的体质状况和病情需要而选用药物，不可盲目地滥用，否则会产生不良后果。

另外，产妇产后饮食应少量多餐，忌过饱和吃过于油腻食物。即便中药具有多种益处，且产妇身体状况良好，使用时也需谨慎；如果是产后出现恶露不止或白带增多，可适当使用一些中成药来治疗，以减少不良反应。

在需要服用中药的情况下，必须在医生的指导下进行，以确保治疗方案的科学性和有效性。

使用中药大黄时需谨慎，因为它会导致盆腔充血和阴道出血，因此不能随便服用。

由于生麦芽等其他中药具有回奶作用，因此对于产妇来说，这些药物并不适宜使用。

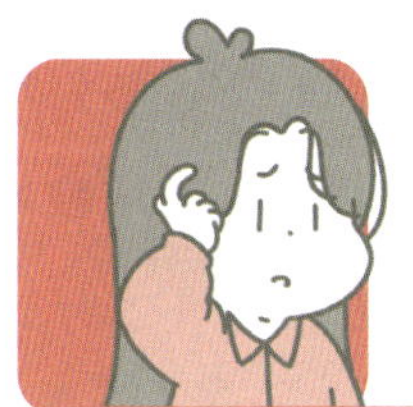

坐月子期间不可以洗澡吗？

坐月子期间不但可以洗澡，而且在无禁忌的情况下，应该定期洗澡，保持身体清洁。

传统观念认为，在月子期间洗澡容易导致身体受凉、头痛等月子病。然而，许多产妇在这段时间内会大量出汗，经常在睡眠中感到汗湿全身，如果不洗澡，将会感到极度不适。

因此，许多产后妈妈会向医生咨询：“在坐月子期间能不能洗澡？”这是因为很多人认为产后洗澡不利于恢复身体，其实这种观点并不合理。

分娩前孕妇处于一种应激状态，一旦分娩，这种状态会突然消失，导致她们对外界的温度和天气等变化的感知变得更加敏感，通常会比正常人更容易感受到高温，同时也会有更多的汗水从体内流出。

当产妇在分娩后未进行沐浴时，由于产道刺激及身体局部散热不及时，导致大量的汗液滞留在皮肤表面，为细菌提供了繁殖的机会，这不仅会对哺乳期间的卫生造成影响，还会对宝宝的健康造成危害，同时身上的黏腻感也会对产妇情绪产生影响。

此外，从中医的角度来看，对于产妇而言，及时进行身体清洁可以促进血液循环，从而有效缓解分娩过程中的疲劳，同时也有助于提高产妇的睡眠质量。

在坐月子期间，由于产后妈妈不断排出恶露，子宫内壁实际上遍布着无数微小的伤口，这些伤口对细菌感染的抵抗能力极低。在进行盆浴时，若水中有细菌，可能会逆流至未完全复原的子宫，进而进入盆腔，导致严重的感染症状，所以不建议用浴盆。

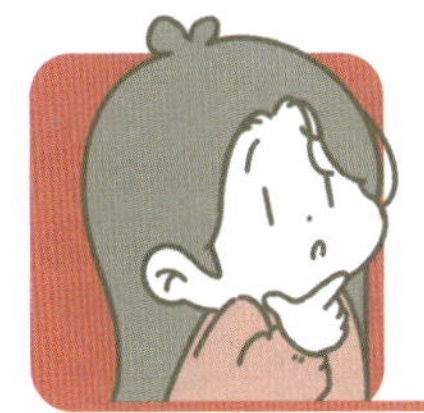

产后便秘应该如何解决？

若在分娩后超过 3 日仍未排便，或排便时感到粪便干燥且疼痛难忍，务必寻求医生进行适当治疗。

使用开塞露

当粪便过于干燥且质地坚硬，难以顺利排出时，可以考虑使用开塞露进行应急处理，但切记这不是一种长期有效的方法。

需要注意的是，对于那些伤口恢复缓慢、疼痛感强烈的产妇，使用开塞露时不应过度蹲坐，也不应过度用力，以免对伤口造成刺激。

乳果糖

乳果糖是由半乳糖和果糖合成的双糖，乳果糖在结肠中被消化道细菌丛转化成低分子量有机酸，导致肠道内 pH 值下降，并通过保留水分，增加粪便体积，这些作用可以刺激结肠蠕动，保持排便通畅。

当乳果糖到达结肠时，它会被肠道内的微生物群落所分解，所以几乎不会进入妈妈的血液中，也就不会进入乳汁中，不仅不会对宝宝产生任何影响，还能帮助宝宝快速消化食物和水分。因此，在

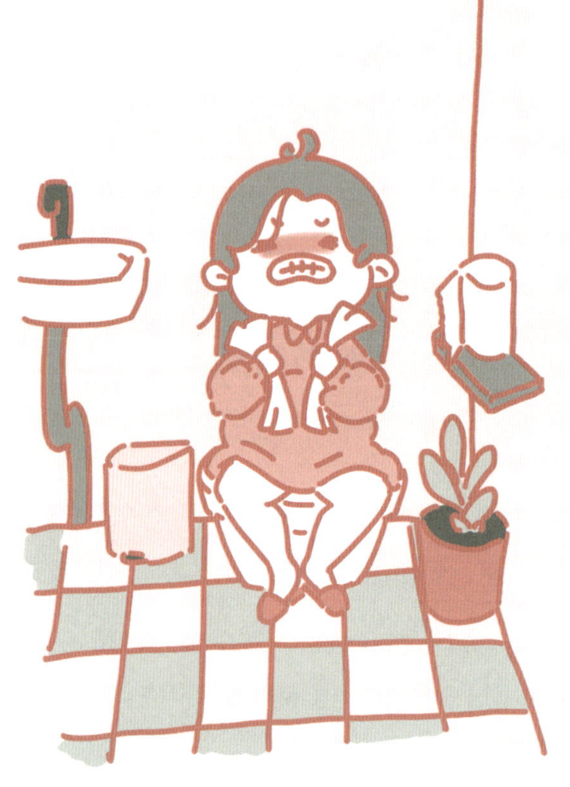

哺乳期使用乳果糖治疗便秘具有较高的安全性。

除了用药缓解便秘症状时，还要优先考虑调整生活方式，以达到更好的效果。如果出现了腹胀和排便次数增加等症状，则需要考虑到肠道疾病的可能，如慢性结肠炎或结肠憩室病等。

改善便秘的基本措施包括提供科学的膳食、增加水分摄入、增加运动量，以及养成健康的排便习惯。

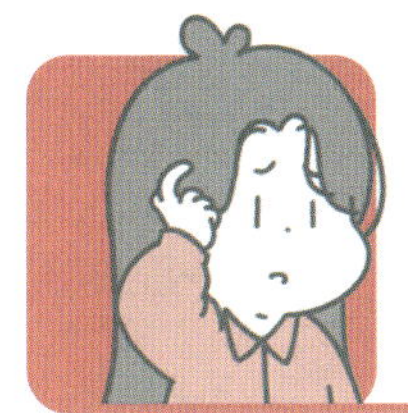

产后尿失禁有哪些应对策略？

许多产妇产后可能会被尿失禁困扰，即使身体康复得再好，也难以摆脱这种尴尬的局面。

在治疗尿失禁的过程中，通常会优先考虑进行盆底肌肉的修复。

通常情况下，产后 42 天内，产妇需要前往医院接受盆底肌情况的检查，而医生则会采用相应的恢复措施。

♡进行盆底肌肉的康复治疗

盆底肌肉康复治疗是采用高精度测量盆底肌的松弛程度，并制订个性化的康复方案。包括电刺激和生物反馈疗法等，以达到有效的康复效果。

通过激活受损的盆底神经，激发局部组织的兴奋性，从而促进阴道壁组织功能的恢复，这是电刺激的作用机制。

采用生物反馈疗法，通过向患者和医生反馈图像和声音，以确保肌肉收缩的正确性，从而使康复训练更加有针对性，帮助产妇早日恢复健康。

♡日常训练活动

推荐在家中进行凯格尔运动，其最大优点在于无论何时何地、无论采用何种体位，都能轻松完成。做这项锻炼时，要选择比较轻松的姿势。

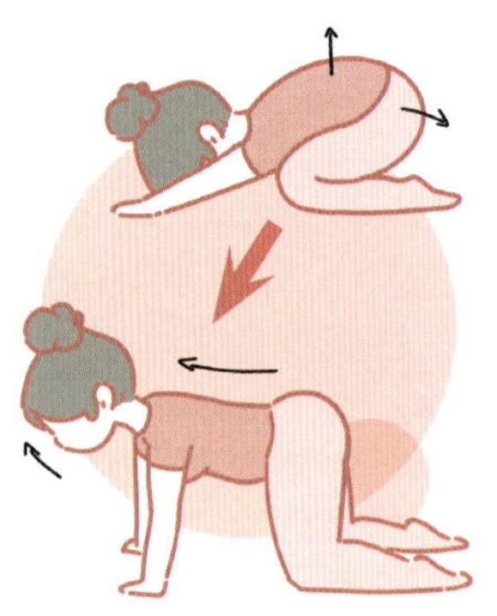

■四点支撑凯格尔

①双手支撑，膝盖并拢呈跪姿，骨盆慢慢向后倾，腰部放松，背部向上发力。

②身体前倾，仰头。

③重复以上动作。20次为一组，每日3～4组。

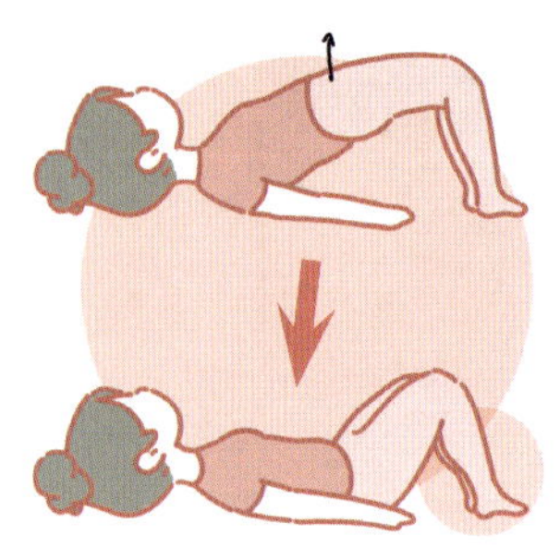

■桥式凯格尔

①平躺，双膝弯曲。

②向上抬高盆骨，带动臀部抬起，坚持10秒。

③慢慢放下臀部，放松。

④重复以上动作。5次为1组，每日3～4组。

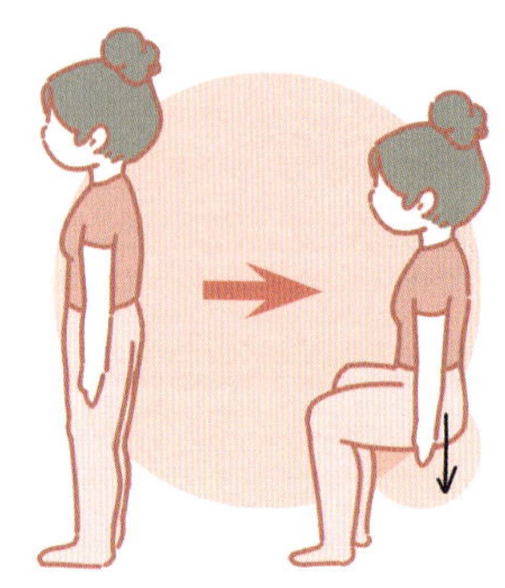

■半蹲贴墙凯格尔

①身体紧贴墙面。

②缓缓下降至半蹲状态，保持10秒后起身。

③重复以上动作。5次为一组，每日3～4组。

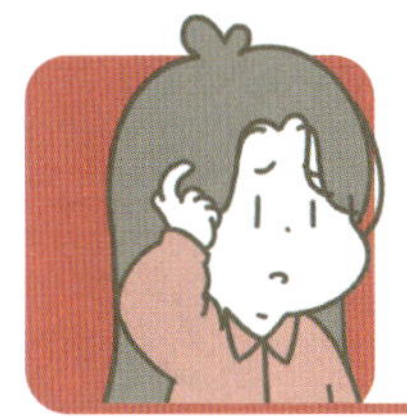

产后发热如何应对

✣ 确保居室内部空气流通

为了减少空气中病原微生物的滋生，产妇的居室应当每日开窗通风 2 ～ 3 次，每次持续 20 ～ 30 分钟。

在进行通风时，产妇和宝宝暂时转移至其他房间，以免受到对流风的直接影响而导致着凉。

✣ 停止哺乳的情况

若是由乳房胀痛引起的低热，通过宝宝频繁有效地吸吮，可以有效缓解。但若温度超过 38℃，建议暂停母乳喂养。

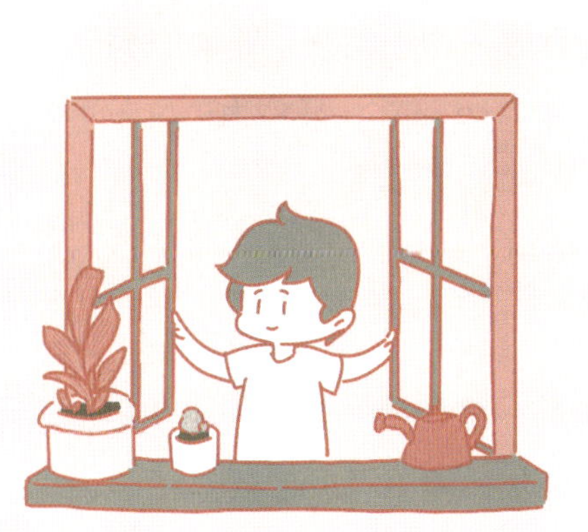

在体温达到 38℃及以上的情况下，为维持乳房的泌乳状态，建议暂停哺乳并每日进行至少三次挤奶。如果是发热性肺炎或呼吸道感染引起的发热，则要立即就医治疗。

如果哺乳期的母亲接受了哺乳期药物风险分级为 L3 级及以上的药物治疗，也需要暂停母乳喂养直至药物完全代谢完毕。

哺乳期药物风险等级表

级别	安全程度	解释
L1	安全用药范围	药物对产妇和婴儿几乎没有伤害。大多数常见药物都属于这个等级，可以放心使用
L2	较为安全的用药范围	这类药物对产妇和婴儿的伤害非常小，风险在可控范围内。使用这类药物时，只需按照医生建议的剂量和使用方法即可
L3	中等安全范围	这个等级的药物可能会有一定的伤害，但这种伤害通常在人体可接受范围内。使用时需要严格遵循医生的医嘱，确保安全
L4	可能存在危险的用药范围	这类药物可能会有一定的风险。使用后，建议短期内停止哺乳，等药物代谢后再继续哺乳

✣ 湿度适宜

过度干燥可能导致人口干舌燥、流鼻血和咽喉疼痛等不适症状，增加患病风险。因此室内温度一般控制在 18 ~ 22℃，湿度要维持在 50% ~ 60%。

✣ 注意休息

维持内心的愉悦，确保充足的安眠。保持良好的情绪状态和充足的睡眠，有助于提升机体的免疫力。

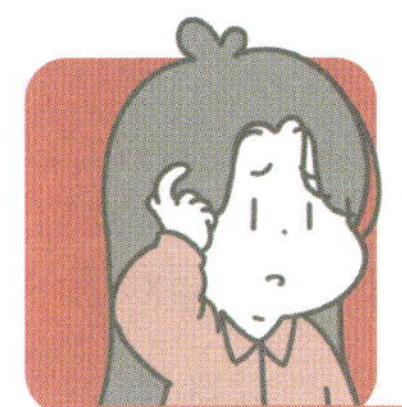

为什么产后容易患上抑郁症

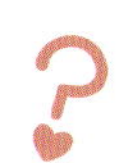

随着产妇产后抑郁问题的不断增多，越来越多的人开始关注产后抑郁问题。

产后抑郁的原因

生理因素

产后抑郁与神经内分泌功能失调和焦虑情绪增多有显著正相关。产后女性的激素水平会经历巨大的变化。此外，长期半夜起床哺乳会导致睡眠不足和质量下降，进而影响大脑情绪调节，引发情绪反应。

心理因素

产前，全家人的生活重心往往集中在孕妇身上；然而产后，家人的注意力可能转移到新生儿身上，导致产妇产生心理落差，从而诱发抑郁情绪。

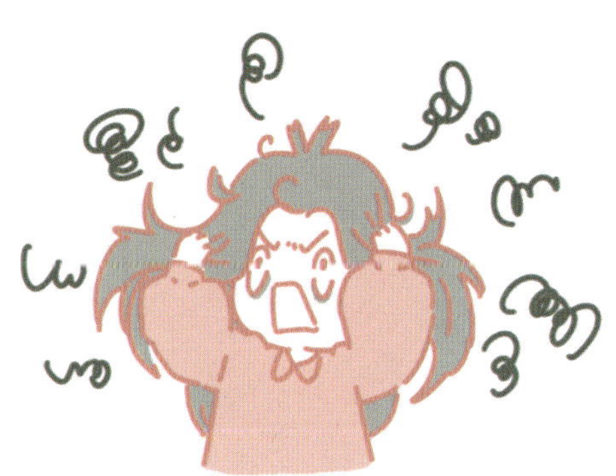

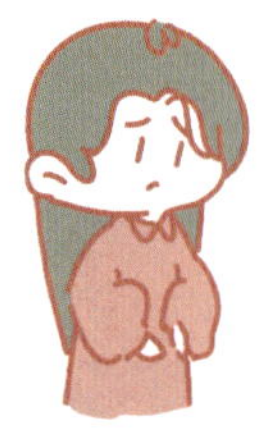

社会及家庭因素

新生儿降临后，家庭结构发生变化，照顾新生儿需要投入大量时间和精力，使产妇感到感疲惫不堪。此时，家庭成员可以主动提供支持，分担产妇的压力，降低产后抑郁的风险。

家庭作为社会支持的主要来源，成员的支持对缓解产妇紧张和减轻压力至关重要，有助于维持良好的身心状态。

同时，家属应了解产后并发症，尤其是产后抑郁的相关知识。与产妇保持沟通，鼓励产妇参加轻松愉快的活动，从生活和思想层面关心产妇，共同度过这个特殊时期。

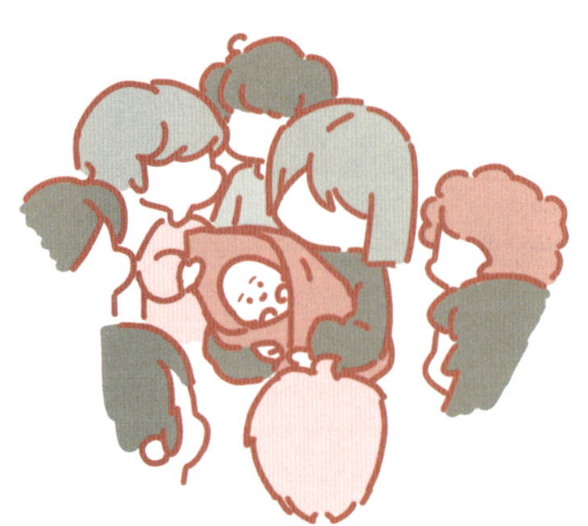

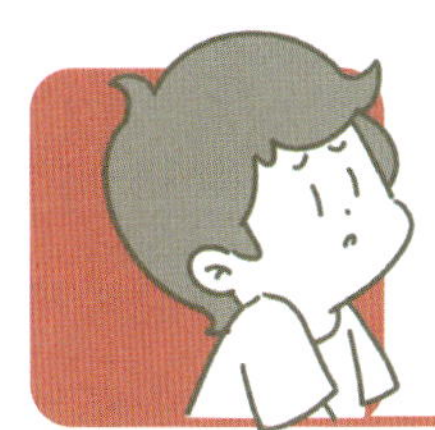

如何帮助新手妈妈调节产后心情？

对于新手妈妈而言，释放内心的压力是一项必不可少的技能。

新手妈妈可能会面临一系列问题，例如，无法妥善照顾宝宝、对宝宝的健康状况缺乏了解、对宝宝突然出现的情况感到无所适从等，这些问题会给新手妈妈带来不同程度的压力。如果新手妈妈没有及时有效地进行心理调节，很容易产生抑郁或焦虑等负面情绪。因此，新手妈妈应该掌握自我调节和缓解压力的技巧，以达到心情的放松。

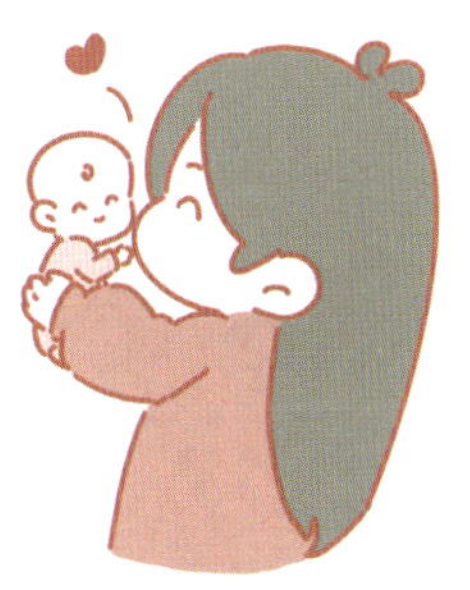

为了确保宝宝的健康成长，新手妈妈应当积极引导宝宝，与宝宝建立积极的情感互动。

在与宝宝亲密接触并与其进行情感交流的过程中，新手妈妈会感受到自己对宝宝的爱越来越深，而这种爱会持续不断地伴随着宝宝成长。随着时间的推移，新手妈妈内心的不快情绪会逐渐消散，从而促进了与宝宝之间的情感互动。

♡相互理解

夫妻二人应相互理解，建立良好的关系。丈夫也应充分认识到妻子在分娩后面临的身体问题，在面对变化和照顾宝宝的艰辛时，可以主动承担家务，不应将所有的责任都转移给妻子。

♡新手妈妈可以多带着宝宝外出散步

这可以让新手妈妈从不良情绪中解脱出来，享受温暖的阳光和新鲜的空气，使心情愉悦。

在外面，新手妈妈们可以互相交流育儿经验，倾诉内心的烦恼和不安，这有助于缓解和改善新手妈妈的情绪，帮助她们安全度过心理危机。

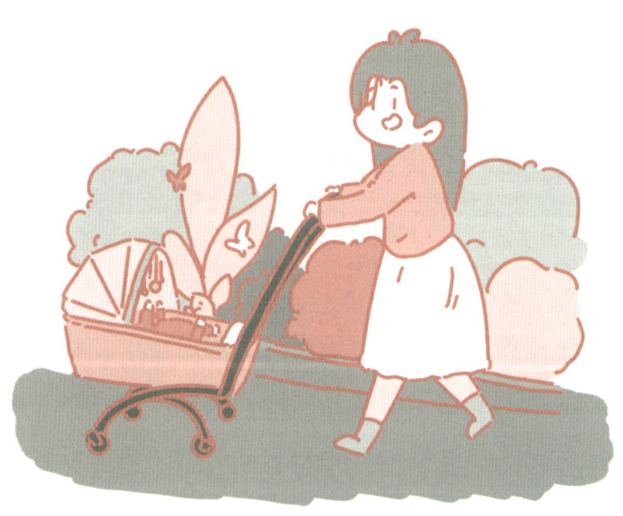

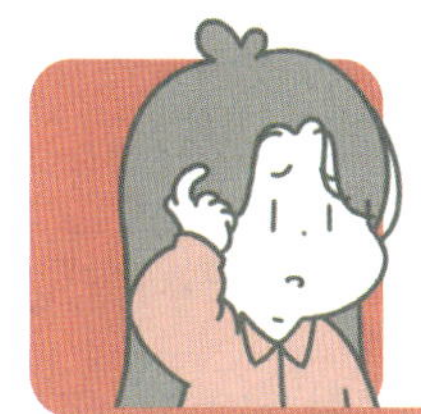

产后如何快速恢复到产前状态？

写在前面的碎碎念

产后的康复情况将直接影响产妇未来的身体健康状况。因此在这个时候要特别注意对产妇身体的保护和保健，使其保持最佳状态，以迎接新生活的挑战。

然而，在现实生活中，有许多产妇为了快速恢复原有身材而采取了盲目的，甚至有害的减肥措施，这种行为不仅会危害身体健康，还可能无法达到预期的减肥效果，从而加重心理压力，带来更加严重的后果。

呼吁广大产妇，应当高度重视产后康复的重要性，采取正确的措施，以免对自身产生伤害。

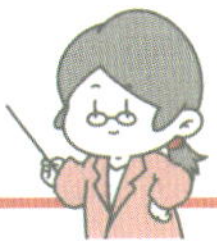

❖ 充足的睡眠

产后保持充足的睡眠对新手妈妈的身材恢复至关重要。

根据哈佛大学医学院的调查结果，缺乏充足的睡眠可能会导致新手妈妈的体重增加，从而对她们的身材恢复产生不利影响。由于睡眠时间的缩短，人体内的激素水平会发生变化，从而导致食欲的增强。

如果晚上睡不好觉的话，可以多喝些牛奶等有助于睡眠的食物，同时适当增加一些运动项目。

❖ 保持乐观的态度

新手妈妈的心理状态可能会受到身份转变和客观环境差异的影响，这些因素或多或少地影响着宝宝的成长过程。

对于新手妈妈来说，她们在面对育儿问题时常常表现出一些不适应。特别是在产后身体极度虚弱和疲劳的情况下，需要照顾自己的宝宝，这种情况容易让人感到疲惫不堪和无力应对。

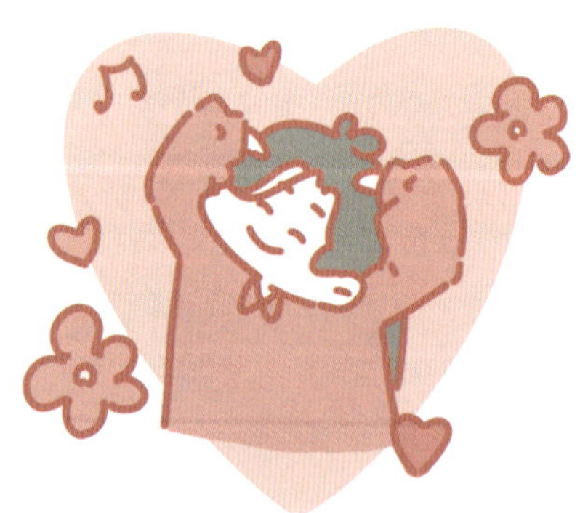

当产妇觉得压力大的时候，可以向别人倾诉，或者听别人诉说。运用心理暗示的技巧，将自己塑造得更加充满活力，为自己注入动力。当产妇感到孤独无助时，不妨自我暗示，坚信自己有能力克服消极情绪，以积极的态度迎接未来。

❖饮食清淡，营养丰富

对于产妇而言，膳食的质量是至关重要的，因为它直接关系到产妇身体的恢复和宝宝哺乳的顺利进行。所以，要想让自己的宝宝健康茁壮地成长，就需要科学饮食。

产后营养食谱应根据不同阶段的需求和特点进行调整。为了避免产后肥胖，建议产妇选择高蛋白低脂肪的食物，如黑鱼、鲫鱼、虾、黄鳝和鸽子等。

此外，还要多吃些富含维生素和矿物质的食物，如水果、蔬菜、豆类等，这些都是宝宝生长发育所需要的营养素。

选择多样化的食材，无论是荤菜还是素菜，都应该搭配得当，以避免挑食、偏食的情况发生。

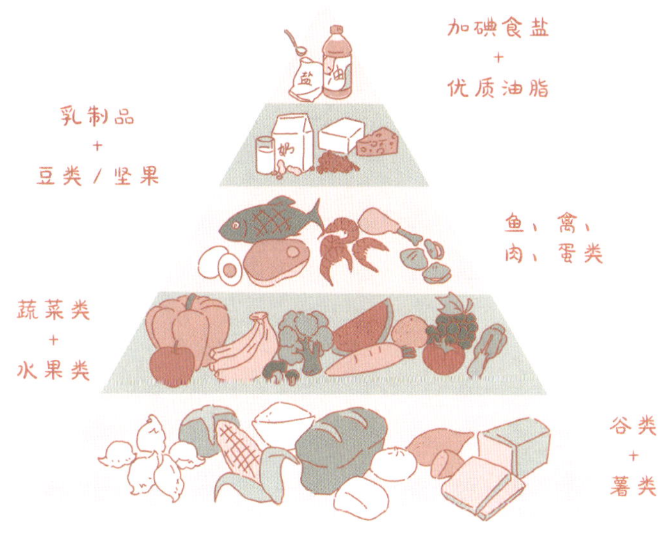

（中国居民平衡膳食宝塔）

✣寻求能够缓解压力的方法

新手妈妈所承受的心理压力，无论是来自外部环境还是内心深处，都是相当大的。产后的一段时间是新手妈妈身体最容易出现不适的时期之一。

在这种情况下，新手妈妈应该进行简单的身体按摩，刺激血液循环，缓解身心压力。

通过持续深呼吸或静坐冥想几分钟，新手产妇可以达到净化思绪、缓解肌肉紧张的效果，从而获得出乎意料的成果。

✣坚持适量的运动

运动对于产后的康复有着显著的益处，无论是身材的恢复还是精神状态的恢复，都能够产生积极的影响。

新手妈妈应当谨记，在身体允许的情况下，方可从事体育活动。

在选择运动项目时要注意：初期的身体活动应当控制在适度的范围内，不能过于剧烈；在产后的身体锻炼中，散步和瑜伽都是备受推崇的方式。

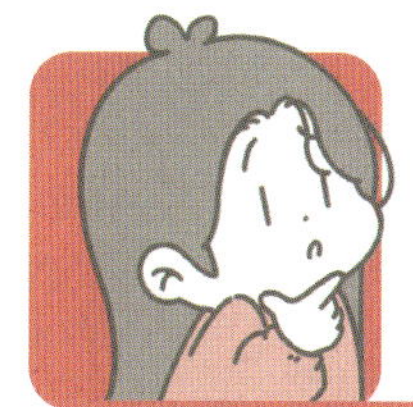

产后着装有哪些注意事项？

写在前面的碎碎念

在产后，许多新手妈妈可能会经历身材上的变化，如腰围、臀围、腿围增加等。

对于许多新手妈妈而言，除了积极地进行瘦身和塑身外，还可以通过改变日常着装来改善自己的个人形象。

产后，新手妈妈的身体会发生很大变化，尤其是乳房和腹部，如果不注意着装的话，就可能会处于尴尬的情况中。

如果新手妈妈能够全面了解自己的身材特点，掌握一些日常穿着的小窍门，穿上更合适的衣服，不仅可以展现出大方得体的形象，还能为产后的哺乳和生活提供便利，甚至可以帮助自己重拾自信。

哺乳内衣

专为哺乳而设计的内衣，可有效减少哺乳时穿脱内衣的烦恼，为新手妈妈带来更多便利。传统的内衣一般都采用普通棉材质制作而成，而哺乳内衣则选用更为舒适、方便的面料。对于新手妈妈而言，选择这种类型的内衣不仅可以方便哺乳，还能有效预防乳房下垂和变形的问题。

孕妇内裤

在产后恢复期间，新手妈妈可以选择穿着孕妇内裤或使用一次性内裤来度过特殊的时光。

使用一次性内裤，无须反复晾晒，是一种极为便捷的选择。如果穿上一次性内裤后感觉不舒服，也可以更换成孕妇内裤。产后身材仍未完全恢复时可以继续穿孕妇专用的内裤。

束腹带

束腹带不仅有助于促进产后腹部肌肉的恢复和子宫的收缩，也能够提供有效的辅助作用。

产后，新手妈妈穿着束腹带可以有效缓解疼痛、止血并固定伤口。如果是剖宫产产妇，也可选择合适型号的胶布或绷带包扎伤口。顺产产妇分娩后即可开始使用。

塑身美体内衣

许多新手妈妈都热衷于选择塑身美体内衣，因为它不仅可以塑造更好的胸部形态，收紧腰腹，提升臀部和腿部的美感，还能帮助她们挺直脊柱，避免弓腰驼背，保持和矫正身体的状态。

对于新手妈妈而言，在选择塑身美体内衣时，需要特别留意其大小是否合适，还要根据自己的体型来选择合适的型号，避免出现过于宽松或过于紧缩的情况。

为了确保贴身穿着的舒适度和透气性，需特别留意。内衣要保持适当长度和合适厚度，以防止胸部及臀部脂肪堆积。

外衣的选择

由于新手妈妈的身材一般较为丰满，因此在选择外衣时应更加注重整体协调性，避免穿着过于宽松或线条过宽的服装，因为这样会使身形看上去更加臃肿；还要避免选择衣袖过短或过紧的衣物，因为这类衣物可能会增加大臂部的不适感，所以需谨慎选择。

可供选择的上装款式包括领口宽大的开领、V字形的领子等；对于外套和大衣而言，选择宽肩设计的款式能够有效地平衡身体比例，从而达到更好的穿着效果。

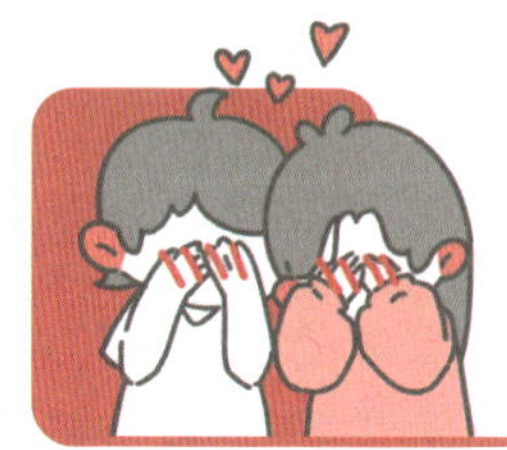

产后何时恢复性生活

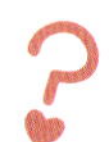

写在前面的碎碎念

生产前产妇的内分泌系统开始变化，体内激素平衡被打破，在分娩过程中，会对子宫和生殖道造成不同程度的伤害，而这些伤害在一个月内难以完全复原。所以产后 1 个月内，必须禁止性行为。

◆新手妈妈在分娩后，其身体机能会发生多种变化，尤其是子宫的变化幅度较大。在产褥期，子宫内的创面仍未完全愈合和恢复，同时子宫颈口也未完全关闭。如果过早恢复性行为，很容易将细菌带入生殖道或子宫，导致感染，严重情况下还可能引发多种并发症，如子宫内膜炎、输卵管炎或盆腔炎。

◆新手妈妈在分娩后，卵巢激素未能充分发挥作用，阴道的润滑程度相较于产前仍有所欠缺。此时，阴道的黏膜不仅具有相对较薄的特点，同时也表现出相当脆弱的特性。尤其是产妇，在产后初期恢复性生活时，若在性爱过程中动作过于激烈、幅度过大或节奏过快，可能会导致脆弱的器官受损或出现出血现象。

◆ 在产褥期，新手妈妈除了需要进行身体调养和恢复，还需要肩负起照顾和喂养宝宝的重任，这不仅会影响睡眠质量，还会消耗大量体力。在这一时期，新手妈妈常常会感受到自己的内分泌失调，导致性欲普遍下降，与产前相比，她们对性生活的渴望并不强烈。

◆ 分娩后由于自身生理功能变化及外界环境等因素，新手妈妈与丈夫之间的关系也随之发生变化，从而使夫妻双方的心理状态发生改变。如果丈夫在此时强行进行性行为或采取粗暴的动作，则很容易引起新手妈妈对性生活的反感和厌恶，甚至可能导致性冷淡的情况出现。

- 医师有话说

一般而言，妈妈可在产后 6 ～ 8 周时，去医院进行一次全面的身体检查，如果此时已确定子宫及身体其他器官恢复状况良好的话，就可以恢复性生活。对于新手妈妈的这些生理原因，丈夫应该给予充分的理解和呵护。

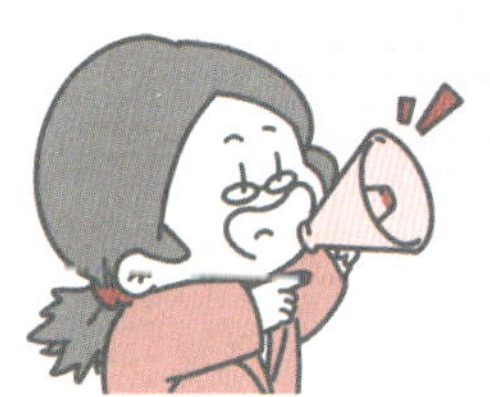

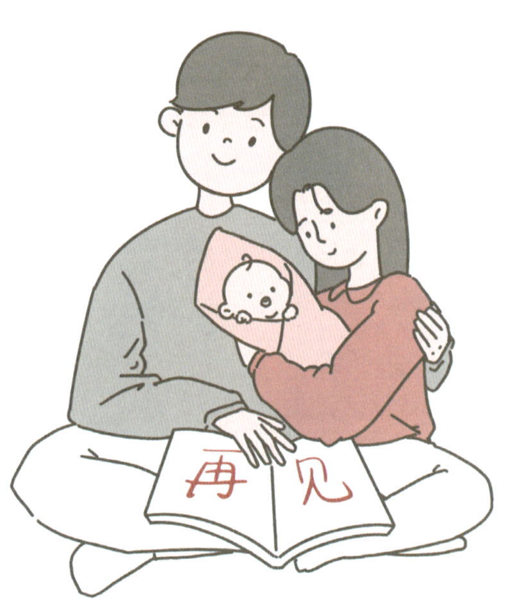
再见